中医超级儿童私房课

（美）林大栋　著

全国百佳图书出版单位
中国中医药出版社
·北京·

图书在版编目（CIP）数据

中医超级儿童私房课 /（美）林大栋著 . —北京：
中国中医药出版社，2021.6
（问止中医系列）
ISBN 978 – 7 – 5132 – 6945 – 2

Ⅰ . ①中…　Ⅱ . ①林…　Ⅲ . ①中医儿科学—诊疗
Ⅳ . ① R272

中国版本图书馆 CIP 数据核字（2021）第 076831 号

中国中医药出版社出版
北京经济技术开发区科创十三街 31 号院二区 8 号楼
邮政编码　100176
传真　010-64405721
三河市同力彩印有限公司印刷
各地新华书店经销

开本 889×1194　1/24　印张 6.75　字数 90 千字
2021 年 6 月第 1 版　2021 年 6 月第 1 次印刷
书号　ISBN 978 – 7 – 5132 – 6945 – 2

定价　49.00 元
网址　www.cptcm.com

社 长 热 线　010-64405720
购 书 热 线　010-89535836
维 权 打 假　010-64405753

微信服务号　**zgzyycbs**
微商城网址　**https://kdt.im/LIdUGr**
官 方 微 博　**http://e.weibo.com/cptcm**
天猫旗舰店网址　**https://zgzyycbs.tmall.com**

邓　序

落草为王，河山深情

　　山川日月，草木春秋，一代代人悠悠走过，绵延着衣食住行的"器"，也丰盈着儒释道法的"道"。而中医介于二者之间，以望闻问切把脉人间病痛，跨越器的门槛，寻觅道的行踪，让东方后生祛除病痛，让农耕社会的生息更贴近天地气场和性命本能。

　　以东方哲学考量，一个人的生老病死，仿佛一个宇宙的运行，惊蛰之后有清明，雷雨之后现彩虹，自成规律和运势。汉字里一个"然"字便可神形兼备：在骤然后淡然，在偶然里必然，顺应于自然，防患于未然，得趣于天然。

　　比财富积累更惊心动魄的，是生死命理的梳理和自救。幸福会有变数，悲剧也自有解药。不养儿不知父母恩，不生病不晓平日好。所以若将那小孩的小病小痛，以千百年传承下来的金方和高技，一愈了之，实为天地普惠，人间大幸。

　　我童年时，守着外婆和她星星一样多的故事，还有她神奇的土法医术，那该是外婆的外婆所传递。谁家孩子有个感冒发烧擦伤，她总能摸出些草药或是瓶瓶罐罐涂涂抹抹熬熬煮煮，自有起色。我感冒发烧时，她会让我喝一大碗姜汤，再捂上被子，省去医院打针。有一次我的脸颊磕破，她抓过一块纱布捂住伤口，小脚颤微微地疾行，陪我去了西安南关正街西医诊所。参加过抗美援朝的军医四舅来西安探亲看她，常常嘲笑她的病痛观不过是"寒气火、火气寒"，外婆只是笑笑不做辩解。我站在慈爱的外婆和疼我的四舅之间、中医和西医之间。如今他们都走了，也许他们还会在天上各自行医施仁。那是守护我一生的寸草春晖。

问止中医的《中医超级儿童私房课》21招，是海外华人林大栋先生先施子女的诊治汇集，以启山林的生命之树，一因多果，下自成蹊。这些病症多为小儿常见，治法也多朴素，水果菜蔬米粮的厨疗，是自然的馈赠；推拿摩捏抻拽，不过传统的技法。他沉浸于"在药香中寻找爱"，绿色环保，简便易行；化作图像，广授家庭。

我一直想拍一部中医药的纪录片，名字都想好了，《千年一脉》或是《苍茫中医》，追溯中医之道的幽深，也审视中医之术的黄昏。水土空气季候草木均已大变，以阅历说话的老郎中也后续乏人，苍茫是景象也是心态。但今遇上网络大数据人工智能生物科技的勃兴，传承或可变革，复兴自有天数。治愈之道，由我及人，反求诸己。所谓大道春风，时令有序；长空飞鸿，自由有翼。

中医药纪录片尚未启动，我先有了主题歌词，以汉语结伴千年草药，以草药致敬东方河山。

《落草为王》

有一棵草它姓中
中国中医叫郎中
千年一脉　四方百岁
谁能不生病
大地为伍　落草为王
置之死地而后生

如围棋
一子动了全身动

如易经
阴阳之间雌亦雄
如中庸
有谁向隅都不行
如筷子
两边夹击成一功
如中国
人世熬煮爱也痛

有一棵草它姓中
东西南北　望闻问切　上穷碧泉　草木皆皆皆是兵

邓康延

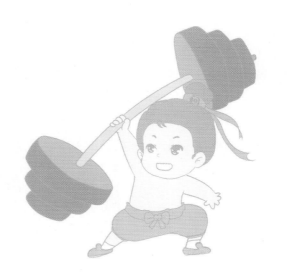

自　序

　　我们常常听很多人说：要到当了父母之后，才知道父母的伟大。在养儿育女的过程里面，我也是一个过来人，身为一儿一女的父亲，知道个中的甘苦，而相信做过父母的人都能了解。自从开始作为一名中医师来为大家服务之后，我更看到了很多在孩子的病苦中煎熬而非常辛苦的家长们，且深深感受到"谁言寸草心，报得三春晖"这句话的深刻。非常感恩此次机缘，令我能够在很多父母养儿育女的过程中，帮他们解决小孩子在成长过程中的一些病痛。

　　我学习中医的最初动力是小女儿有异位性皮肤炎，这是一个俗称"磨娘病"的小儿疾病，也正因为要解决这个问题，才有机会得以受业于我的恩师倪海厦先生，在跟诊的过程中我也是第一次亲眼见到中医的神奇，倪师治好了女儿的皮肤病，解决了我们家庭的大问题。

　　自我行医以来一直有一种困境，就是当家长在看诊时间之外，打电话来寻求救助的时候，自己常常真的没有办法立刻去给予帮助。孩子有一些疾病，但是也许发生在周末，也许发生在晚上，在就医不便的时候，要怎样先暂时缓解，甚至根本解除这些小问题呢？数年前承蒙我的学长张孟超医师的慈悲，教导我们很多居家日常就可以利用厨房中的食材来治病的方法。而自己偶然用一些外治法，居然也处理了不少自己遇到的问题。于是我就开始去收集一些一般民众也能够以安全而简易的方法来治疗一些病痛的食疗或外治妙法。有人说那一定有效吗？我只能说往往效果都不错，而如果有效的话，那也就表示患者很有福气。用厨房里的食材入药以及经络穴位的外治法，不少时候效果甚至比用针药还要好。小朋友们气机活泼，而且还是纯阳之体，有时候只要轻轻地帮助他一把，效果就会非常好，而大人就不见得能够这么快缓解。我在养儿育女的过程中逐渐认识到，虽然说针药的运用也是很直接的方法，但是有时候简单的外治手法或厨房食材入药也能够解决很多问题。

还记得在小女儿五岁的时候，有一次她发高烧，傍晚我从公司回来的时候，只见她无精打采地躺在那里，内人说女儿一点胃口都没有，我就在女儿的背后华佗夹脊穴上做了简单的手法，结果大约做了十分钟吧，内人就发现女儿的烧已经退了，而且马上就说肚子有点饿要吃东西。这件当年的往事给我很大的震撼！在这本书中我也把这个方法向大家介绍。同样的方法解决小儿腹痛也有很快的效果，不少朋友在学习后也反馈了不少成功案例。

这本书脱胎于我们问止中医大医小课里的同名课程，我一共录制了 21 期的视频，而这本书就是把所有在视频中的教学内容重新整理补充并配上更清楚的图解，建议大家也可以配合大医小课的课程，连同这本书一起学习，这会使大家在学习上有更深刻的印象，而本书也可以在急用时方便立刻查找。

在此也要感谢与我一同创建问止中医的伙伴崔祥瑞先生，是他鼓励我把作为一个资深中医老爸的压箱宝拿出来和大家分享，这些野人献曝的内容，虽说有一些是自己临床体会出来的，但也是吸收学习了很多中医的学理以及前辈的经验而来的。同时也要感谢问止中医工作团队的同仁们，尤其是王人庆医师、周煜琳小姐的努力。在养儿育女的漫漫长路上，希望这本书能够带给身为父母的您一点助力。

林大栋　写于问止中医硅谷分部
2021 年 1 月 23 日

前　言

　　儿童居家保健的心要，我想这是所有家长都必须学习的。在孩子成长的过程里面，用我们传统中医自然有效的方式，帮他们的身体更健康，发育得更好，这就是我们这本书的主要目的。在很多时候，如果在第一时间我们能简单地出手帮孩子解决健康上的问题，就可以避免后来在医疗体系中繁复的过程。笔者在临床上经常在周末晚上很晚还接到小孩子的家长求助的简讯，但是经了解之后才发现其实很多都是可以很快在家里就缓解的小问题。我就常常在想，如果所有家长都有一些在第一时间能安全简便地帮助孩子缓解症状的知识，很多看似让人心急不已的问题都是很好解决的。于是乎我们有了这样一本实用的小书！

　　在这本书中，有21个大家最关心的主题，我将一一与大家探讨，而对治的知识主要有以下几个方面：

　　1. 我会先把中医在临床上常用的方剂和大家分享。这主要是为了给大家介绍一些中医常用方剂的知识，便于后续进一步理解这本书。

　　2. 更重要的是我要和大家分享如何利用居家日常食物进行食疗。中药和食物之间的界线有时并没有分得很清楚，有时候厨房中的日常食物也可以作为第一线很好的药。这是很重要的一个居家日用的好方法。

　　3. 此外还有一些非常有效的外治法，主要是一些穴位的按推技巧、运动方式、生活习惯，那更是绿色环保的健康保健方法。

　　在这本书中我会就上述主要方面和大家分享前人的生活智慧，希望在孩子成长的过程中我们可以陪伴您一起轻松愉快地度过，让每个孩子都成为健康活泼的超级儿童。

目 录

01 儿童感冒——发烧 ································· **001**

★ 为什么大人很少发烧，但小孩容易发烧，要如何注意 ··········· 002

★ 小儿阴虚的日常解决方案 ······························ 003

★ 小朋友发烧了，快用中医外治法 ························ 003

★ 退烧的外治法实作之一：推天河水 ···················· 004

★ 退烧的外治法实作之二：小儿华佗夹脊穴按推法 ·········· 004

★ 发烧的中医常用方剂 ·································· 006

★ 发烧的居家厨房用药 ·································· 007

★ 小儿华佗夹脊穴的按推法 ······························ 009

02 儿童感冒——流鼻水、鼻塞 ··············· **013**

★ 流鼻涕的中医常用方剂 ································ 014

★ 鼻塞的中医常用方剂 ·································· 016

★ 流鼻涕的居家厨房用药 ································ 017

★ 中医鼻塞速通法 ···································· 018

★ 中医鼻塞速通法图解 ·································· 019

03 儿童感冒——咳嗽 ································· **024**

★ 咳嗽的中医常用方剂 ···························· 026
★ 咳嗽的居家厨房用药 ···························· 028
★ 咳嗽的外治法 ··································· 030

04 儿童感冒——喉咙痛 ······························· **033**

★ 喉咙痛的中医常用方剂 ·························· 034
★ 喉咙痛的居家厨房用药 ·························· 035
★ 喉咙痛的缓解按压穴位 ·························· 037

05 儿童常感冒，如何增强免疫力 ················· **039**

★ 儿童增强免疫力的日常用方 ······················ 040
★ 日常生活中如何强化免疫力 ······················ 042
★ 常见促进免疫力的食材和药材 ···················· 044
★ 强化免疫力，小朋友要多做脚部运动 ·············· 045

06 儿童大便问题——便秘 ··························· **046**

★ 儿童便秘的日常用方 ···························· 047
★ 儿童便秘的日常注意事项 ························ 049
★ 改善儿童便秘的运动 ···························· 050

07 儿童大便问题——腹泻便溏 ························· **055**

★ 儿童腹泻和便溏的主要原因是什么 ··········· 056
★ 儿童腹泻、便溏的中医常用方剂 ················ 057
★ 儿童腹泻、便溏的居家厨房用药 ················ 059
★ 儿童腹泻、便溏的外治法 ························· 060

08 儿童饮食问题——不爱吃饭 ························· **062**

★ 儿童不爱吃饭时家长须知 ························· 063
★ 儿童不爱吃饭的中医常用方剂 ··················· 064
★ 儿童不爱吃饭的居家厨房用药 ··················· 066
★ 儿童不爱吃饭的外治法 ··························· 067

09 儿童饮食问题——腹痛胀气 ························· **069**

★ 儿童腹痛胀气时家长须知 ························· 070
★ 儿童腹痛胀气的中医常用方剂 ··················· 071
★ 儿童腹痛胀气的居家厨房用药 ··················· 072
★ 儿童腹痛胀气的外治法 ··························· 074

10 儿童过敏问题——过敏性鼻炎 ····················· **076**

★ 儿童过敏性鼻炎的基本常识 ····················· 077
★ 儿童过敏性鼻炎的中医常用方剂 ················· 078
★ 儿童过敏性鼻炎的居家厨房用药 ················· 079

11 儿童过敏问题——异位性皮肤炎 **081**

★ 儿童异位性皮肤炎的中医常用方剂 082
★ 儿童异位性皮肤炎的日常养护 083

12 儿童睡眠相关问题——夜尿 **087**

★ 儿童夜尿的中医常用方剂 088
★ 儿童夜尿的外治法 089
★ 儿童夜尿的食疗法 093

13 儿童睡眠相关问题——夜间盗汗 **095**

★ 儿童夜间盗汗的中医常用方剂 096
★ 儿童夜间盗汗的居家厨房用药 097
★ 儿童夜间盗汗的外用药 098

14 儿童发育相关问题——长不高 **100**

★ 儿童长高的要点 101
★ 帮助儿童长高的中医常用方剂 102
★ 促进儿童长高的外治法 104

15 儿童发育相关问题——夜啼 **107**

★ 儿童夜啼的中医常用方剂 108
★ 儿童夜啼的居家厨房用药 109

★ 儿童夜啼的外治法 ······ 111

16 儿童发育相关问题——山根发青 ······ **112**

★ 儿童山根发青的中医常用方剂 ······ 113
★ 儿童山根发青的居家厨房用药 ······ 114
★ 儿童山根发青的外治法 ······ 116
★ 脚热法的分段图解 ······ 118

17 儿童发育相关问题——过动 ······ **121**

★ 儿童过动的中医常用方剂 ······ 122
★ 儿童过动的食疗法 ······ 123
★ 儿童过动的外治法 ······ 125

18 儿童发育相关问题——近视 ······ **127**

★ 儿童近视的基本知识 ······ 128
★ 儿童近视的中医常用方剂 ······ 128
★ 儿童近视的外治法 ······ 130

19 儿童发育相关问题——智力发展缓慢 ······ **133**

★ 关于儿童智力发展的基本知识 ······ 134
★ 促进儿童智力发展的中医常用方剂 ······ 134
★ 促进儿童智力发展的日常方法 ······ 136

20 儿童其他相关问题——常流鼻血 ························138

★ 儿童常流鼻血的基本知识 ························ 139
★ 儿童常流鼻血的中医常用方剂 ···················· 139
★ 儿童常流鼻血的饮食调理 ························ 140
★ 儿童常流鼻血的外治法 ·························· 141

21 儿童其他相关问题——常发脾气 ·················144

★ 儿童常发脾气的基本知识 ························ 145
★ 儿童常发脾气的中医常用方剂 ···················· 145
★ 儿童常发脾气的外治法 ·························· 146

结语 ·· 148

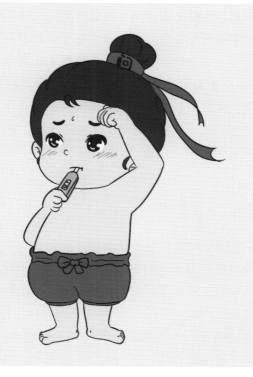

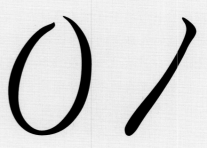

儿童感冒

发 烧

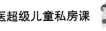

首先，我们要讲的是发烧的问题。发烧是在我们小儿感冒系列的第一个主题，小孩子感冒了，家长在面对孩子发烧的时候要怎样应对？很多家长看到孩子发烧，就非常紧张。家长之所以这么紧张，是因为很多人都说发烧最后会把大脑烧坏。但是事实上，我们大脑对体温的最高设定大概在42℃，所以我们一般的发烧很少超过41℃的，毕竟我们在大脑下面的下视丘（下丘脑）是有体温调节中枢的，可以随时做体温的调节而不至于让身体受到高温的伤害，而我们会发烧主要是须借此提高我们身体的免疫力。事实上大脑要烧坏可能要高达50℃以上，如此才能引发大脑中的蛋白质的永久损害，所以一般来说发烧是不易烧坏脑子的，除非是脑炎或脑膜炎这种细菌直接侵犯脑部的疾病才易导致大脑受损。这个观念我们要先了解，所以不要太紧张。下面我来跟大家慢慢说明——对于发烧，我们日常怎么做？中医的看法是什么？

★ 为什么大人很少发烧，但小孩容易发烧，要如何注意

我们知道大人比较少发烧，小孩子很容易发烧，大家有没有注意到小孩子发烧比大人发烧治疗起来容易多了。为什么？因为小朋友跟大人的最大差别就是体温调节中枢，也就是我们的下丘脑。小孩子的下丘脑还没有发育完整，而体温调节中枢就在下丘脑，所以小朋友的体温调节经常会出问题，因为下丘脑还没有很完整的功能，所以小朋友就容易发烧，而大人就会比较好一些，因为大人体温调节的能力好一点。此外，小朋友又因为再加上多属阴虚的体质，体内津液相对不足，导致身体经常会有一些问题，发烧就是其中一个。一旦开始发烧，小朋友烧得特别快、特别高，这也就是家长会紧张的原因。

家长要常常注意小朋友衣服穿的多少，如果衣服穿得太厚，有时候体温就会忽然间高起来，这不一定是感冒。而小朋友遇到汗出不彻的情况时，也会发烧，所以我们要注意不要让小朋友穿得太厚。

★ 小儿阴虚的日常解决方案

既然小朋友多是阴虚体质，水分不足，秋冬的时候就必须多喝水。怎么看小朋友的阴虚严不严重，水分够不够？你看他的嘴唇，如果嘴唇非常的红，那就是阴虚偏严重，所以嘴唇红、舌头红，这是一个指标。当有这样的情况，他会容易得肠道疾病，也容易发烧，所以要多补充水分。多补充水分的方式以喝点淡盐水最好，因为用淡盐水来补充水分，身体能够吸收得比较快。

但是你要给小朋友喝一杯淡盐水不容易，他喝不下去，那该怎么办？家长就要学会煮好喝的汤！好喝的汤就是盐水的一种啊，但不能是甜汤喔！必须是咸汤。家长若能学会煮很好喝的汤，这会帮孩子解决一些阴虚的问题，所以让孩子喜欢喝汤，这也是家长很重要的责任。

★ 小朋友发烧了，快用中医外治法

小朋友一发烧，很多家长第一时间想到的都是退烧药，可是小朋友的发烧其实是身体在对抗外邪，这是一种提高免疫能力的机制。所以小朋友一发烧，你就马上给他退烧，其实会让身体失去对抗外邪的能力，老是这样做，他的身体对抗外邪的能力就会越来越差。

所以一般来说，有些发烧其实是正常现象，但是有时候当小朋友发烧有点久（超过 12 小时），你开始有点担心的时候，就可以用中医的外治法。如果做完外治法就退烧，这表示他的身体已经跟外邪对抗得差不多了。所以中医外治法的学习很重要。

什么叫外治法？就是在身体外面用按推、按压、温敷等，这类治法都叫外治法，也就是不用吃药的治法。有时候不吃药的方法其实是最好的，因为这是最为绿色健康的。

★ 退烧的外治法实作之一：推天河水

推天河水，这名字听起来好像很复杂，但它的操作其实很简单，要注意的是按推的方向要单一。首先，手指蘸点冷水，或者是一点点油也可以，轻轻地从手掌往手肘（向心处）的方向推。而单一方向就是说不要上下上下反复推，这样就失去意义，必须按着一个方向推过去，回来则不要推。可以左右手都推，一般我们都推200下。有爸爸妈妈两个人的话，可以一左一右同时推，只有一个人来操作的话，就先推完一只手，再推另外一只手。这样子就可以帮助他退烧，这叫推天河水，这是最简单的一个方法。

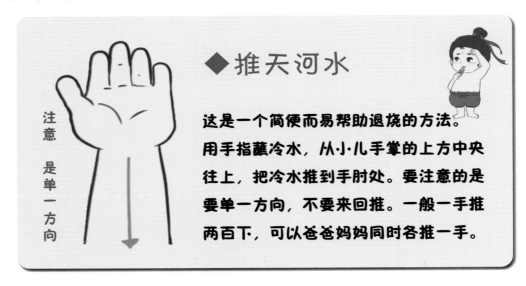

◆ 推天河水

这是一个简便而易帮助退烧的方法。
用手指蘸冷水，从小儿手掌的上方中央往上，把冷水推到手肘处。要注意的是要单一方向，不要来回推。一般一手推两百下，可以爸爸妈妈同时各推一手。

注意 是单一方向

★ 退烧的外治法实作之二：小儿华佗夹脊穴按推法

除了推天河水，我要再教大家一个更有力、更好用的，速度非常快，而且在本书后面介绍的很多病症也可以使用这个方法来处理。这个方法叫小儿华佗夹脊穴按推法。对于小儿华佗夹脊穴，一般人喜欢用捏脊的方法，但这会令小儿很不舒服，其实我认为用按推就好。

华佗夹脊穴在我们的背部，要在脊柱的两边去按，按的时候用拇指。按推的时候不要撞到脊柱，可以尽量接近脊柱，这就是华佗夹脊穴按推法。

按的时候注意它的方向，前三胸椎是上下推，怎么取前三胸椎？很简单，在肩膀垂下来的地方水平切进来，大概就是第三胸椎。前三胸椎是上下上下按，接下来第四胸椎以下是左右按，注意不要撞到脊柱，推按的时候用拇指的指腹。

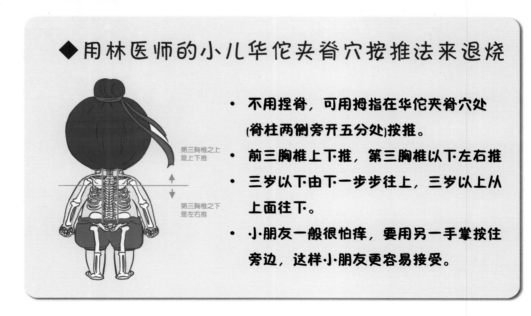

◆ 用林医师的小儿华佗夹脊穴按推法来退烧

第三胸椎之上是上下推

第三胸椎之下是左右推

- 不用捏脊，可用拇指在华佗夹脊穴处（脊柱两侧旁开五分处）按推。
- 前三胸椎上下推，第三胸椎以下左右推
- 三岁以下由下一步步往上，三岁以上从上面往下。
- 小朋友一般很怕痒，要用另一手掌按住旁边，这样小朋友更容易接受。

此外，三岁以下，从下往上做；三岁以上，从上往下做。

小朋友一般怕痒，而我们这样按他就会很痒，对不对？所以我们可以在按的时候，把另外一只手放在要按的地方的旁边按着，这样整个一起动，他痒的感觉便会降低。

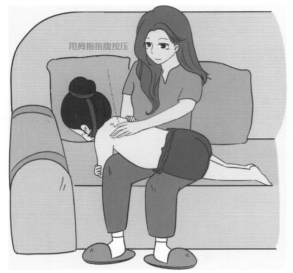
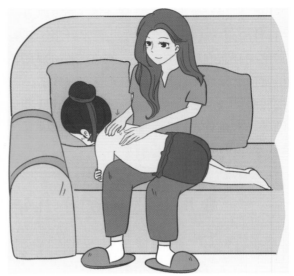

以上就是华佗夹脊穴按推法，这个效果非常好，我们家小朋友每次发烧，我们每一个点大概就做个五六下，一轮做完再做一次，这样做两次，他的烧就退下来了。

记得有一次我女儿发高烧，吃不下饭，我就帮她做华佗夹脊穴按推法，做完以后，她爬起来第一件事就说肚子饿，烧也退了，这真的是很快的一个方法。

★ 发烧的中医常用方剂

有人说："我没有这些方剂怎么办？"没有方剂，就先用外治法，或是用我后面介绍到的用厨房的食材入药，可是如果你有一些方剂在手上，总是更好。有时候家里有一些常用方其实很方便，下面我会稍微介绍一下。对治发烧，我们有几个可能的用药方向。

第一个，发烧，同时伴有全身酸痛、鼻塞、流鼻涕，这是小孩子常有的，我们可用葛根汤加桔梗、石膏。

第二个，发烧，而且他是反复发烧，同时食欲不振，吃不下，想吐，我们用小柴胡汤。

第三个，发烧，有浓痰、黄痰、黄鼻涕，都是黄色的，这代表身体有热，这时候用麻杏甘石汤。

第四个，发烧，同时伴有清稀的痰水和鼻涕，跟水一样清清的，我们就用小青龙汤。

发烧的时候，这四个是我们最常用的方剂。

最常用的是小柴胡汤，它非常好用。如果小朋友觉得这药很苦，他不想吃，这时候我们可以加一点黑糖在里面，甜甜的，小朋友就蛮喜欢吃了。有时候来我们诊所的小朋友发烧都结束了，还一直指名说要吃前面那个药，他说好好喝，就是因为加了黑糖。

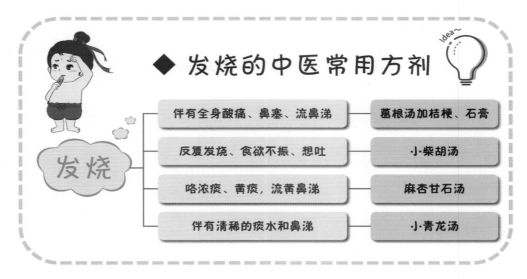

★ **发烧的居家厨房用药**

如果没有方剂，不要急，我们在家里的厨房里面就有很多药，只要你会用，很多问题可以从厨房里面的用药来解决。

　　我们基础的用方，有两个可以选，然后再做加减。发烧的时候，如果喉咙痛，用蜂蜜柠檬水；没有喉咙痛，用红糖姜汤。总之，基本上就是红糖姜汤，可以帮助退烧，如果这个时候又有喉咙痛，就改成蜂蜜柠檬水。这都很简单，家里就有的。

　　这里有一点很重要，要特别注意，就是"有没有流汗"。发烧的小朋友，如果没有流汗，这时候要再加上葱白。葱白是什么？就是一根葱，前面绿叶不用，接近底部那段白色的部分就是葱白。把葱白加到红糖姜汤或蜂蜜柠檬水里面，让他稍微发一点汗，他也会退烧。加减很重要。有人说："葱白加到蜂蜜柠檬水里不是会很难喝吗？"各位，其实尝起来也还好，而且这是药啊。

　　这个就是在厨房里面大家可以常用的一些退烧方式。

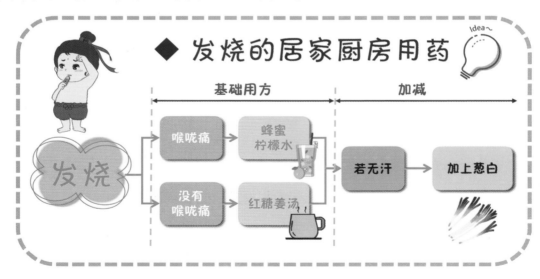

　　以上是我们针对小儿发烧的几种可能，讲了分别的治疗方法，外治法很好用，厨房用药也很好用，如果这两个都做完，还没有用，或是效果不好，这时就得求助一下中医师。

★ 小儿华佗夹脊穴的按推法

【步骤一】

让小孩子趴在你的腿上。

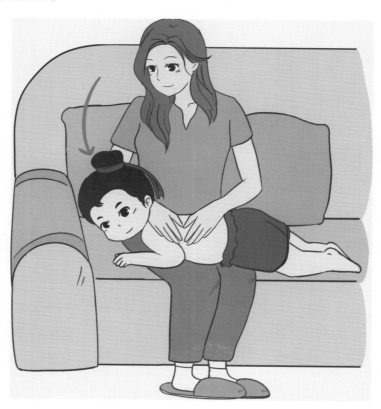

【步骤二】

找到肩膀垂下来的地方水平切进来，对到脊柱是第三胸椎。

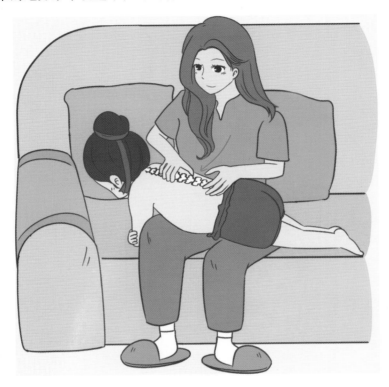

【步骤三】

用拇指的指腹按，前三胸椎是上下上下按。

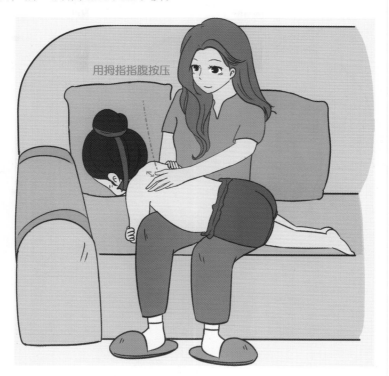

【步骤四】

从第四胸椎往下开始是左右左右按，注意不要撞到脊柱。

【步骤五】

我们这样按，小孩子可能会怕痒，所以我们可以把另外一只手放在我们要按的地方的旁边，按着，这样整个一起动，他痒的感觉便会降低。

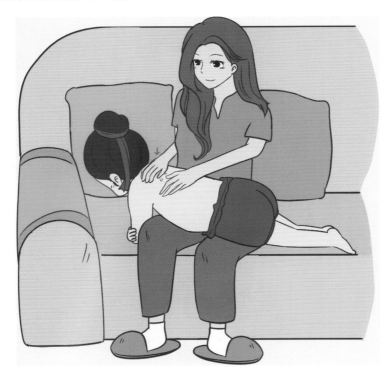

【步骤六】

每一个点大概按个五六下，一轮做完再做一次，总共做两次就可以。

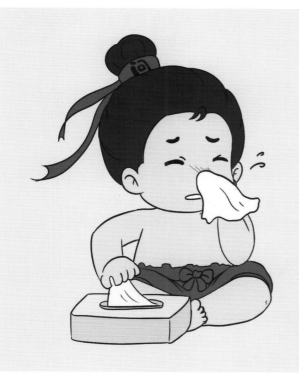

02

儿童感冒

流鼻水、鼻塞

小孩子常常会流鼻涕或流鼻水，比较清稀的叫鼻水，比较浓一点的叫鼻涕，而且有时候还会有鼻塞的症状。我们的鼻子是肺对外的开口，而肺是五脏里面唯一和外界有直接接触的，鼻子的内膜是被一层纤细的黏膜组织所覆盖，它会产生黏液用来保护鼻子，但因为小孩子的身体调节功能并不是太成熟，往往就会有超过需要的鼻水或鼻涕的产生。而这也就造成了小儿的困扰和家长的担心。我们下面就要来谈谈小儿流鼻水、鼻塞的对治方法，中医是怎么看这个问题？家长又应该要学些什么？

　　在开始讲居家的部分怎么做之前，我们先看看中医是怎么看待这个问题的。

★ 流鼻涕的中医常用方剂

　　关于流鼻涕，中医把它分得很细，首先要看鼻涕是白白稀稀的，还是黄黄浓浓的。鼻涕越偏白白稀稀的说明身体越偏寒，当它变成黄黄浓浓就是身体转热，用中医的名词来说叫"入里化热"。

　　如果是身体偏寒的时候，鼻涕非常清稀，而且量很多，我们就要看他有没有感冒，如果他有很多感冒的症状，我们用小青龙汤。如果他并没有什么其他感冒症状，只有流鼻涕，我们一般会用到苓甘姜味辛夏仁汤。苓甘姜味辛夏仁汤跟小青龙汤最大的不同是它没有麻黄，也没有桂枝，所以说它跟治疗感冒没有什么关系，而单纯是治疗清鼻涕、清痰多，这是运用苓甘姜味辛夏仁汤的关键。

　　如果鼻涕是略偏白而不透明，但还没有到黄稠，也就是白鼻涕了，我们会用葛根汤加苓桂术甘汤，这是两个方剂的合方。同时要注意保暖，因为白鼻涕代表体寒，须保暖且严禁寒凉食物，这时候就不要给他吃冰激凌了，甚至水果，这都算是寒凉的，都先不要吃。

　　当人已经变成有里热的时候，鼻涕是黄而稠的，这时候他的体温也很高，用小柴胡汤加葛根汤。

　　另外，我们喜欢加减一个单味药叫鱼腥草，用来治疗黄鼻涕，对于没有到高烧的，我们就不用小柴胡汤，而是用葛根汤加苓桂术甘汤，再加点鱼腥草和黄芩。

　　如果鼻涕是干而黏稠，这就不一样，此时小孩子的鼻涕其实不多，但是很黏，而且有时候真的是非常干，我们可以用麻杏甘石汤，这是在身体更进一步化热的时候用的。不过要注意，如果只有在早上刚起床时有一点儿黄鼻涕不算，刚起床时的鼻涕发黄那是因为整个晚上在睡觉，由于体温的关系把鼻涕慢慢收干，它就会有点偏黄。可是如果在起床之后一整天，观察到的还是黄鼻涕，那就真的是身体内热造成的黄鼻涕。如果只是早上刚起来那一次擤出的是黄鼻涕，后来就变成清稀的鼻水，还是要从寒来入手治疗。

以上是中医对治鼻涕的几个常用方剂。

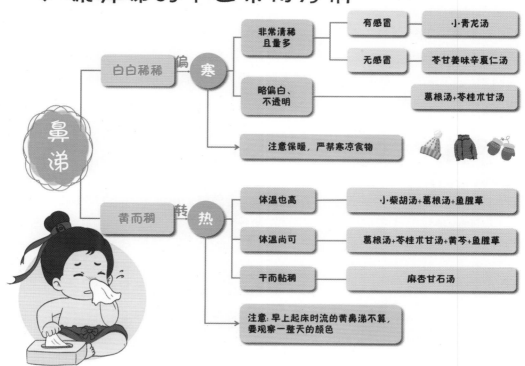

◆ 流鼻涕的中医常用方剂

鼻涕

白白稀稀 — 偏寒
- 非常清稀且量多
  - 有感冒 → 小·青龙汤
  - 无感冒 → 苓甘姜味辛夏仁汤
- 略偏白、不透明 → 葛根汤+苓桂术甘汤
- 注意保暖，严禁寒凉食物

黄而稠 — 转热
- 体温也高 → 小柴胡汤+葛根汤+鱼腥草
- 体温尚可 → 葛根汤+苓桂术甘汤+黄芩+鱼腥草
- 干而黏稠 → 麻杏甘石汤
- 注意：早上起床时流的黄鼻涕不算，要观察一整天的颜色

★ 鼻塞的中医常用方剂

鼻塞则是另外一个问题，鼻塞是鼻涕多且鼻黏膜肥大，所以我们要把骨骼肌松一下，松一下就畅通，最简单的方式就是洗热水澡。有时候你鼻塞很严重，你去洗个热水澡，鼻子就通了。因为一洗澡，我们的骨骼肌会放松，骨骼肌一放松，鼻子就通气。因此我们要注意保暖，特别是脚，用热水泡脚，鼻子也会通。

治疗鼻塞用什么中药呢？这类药往往比较辛温，一吃药，就如同洗了个热水澡。有些药属于鼻塞通用药，就是说我们只要鼻塞大概都可以用的，这个方就是葛根汤加上远志、石菖蒲、白芷，这是我们最常用的中医鼻塞通用药。

还有一种鼻塞是鼻息肉导致的，一般鼻塞是鼻涕多，但如果鼻子里面已经有息肉增厚，变成一个结构狭窄的问题，我们就要在葛根汤里加上辛夷散，因为辛夷散会让鼻息肉缩起来。长期的鼻塞，经常性的鼻塞，就有可能会用到。

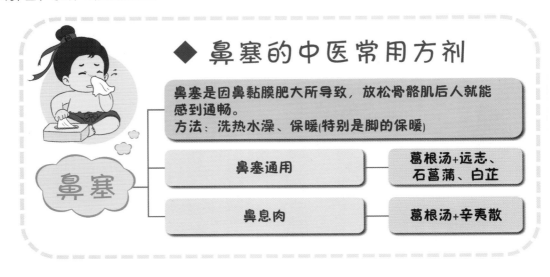

◆ 鼻塞的中医常用方剂

鼻塞是因鼻黏膜肥大所导致，放松骨骼肌后人就能感到通畅。
方法：洗热水澡、保暖(特别是脚的保暖)

鼻塞	鼻塞通用	葛根汤+远志、石菖蒲、白芷
	鼻息肉	葛根汤+辛夷散

以上是中医用方剂治鼻涕、鼻塞的方法，下面我们看流鼻涕的居家厨房用药。

★ 流鼻涕的居家厨房用药

对于流鼻涕的小朋友，我们在家里面的厨房中有哪些药可以给他们吃，能够解决鼻涕的问题？我们有两个基础用方，判断方法也是一样，先用有没有喉咙痛来当基础指针，有喉咙痛，用蜂蜜柠檬水；没有喉咙痛用红糖姜汤。然后要注意加减的部分，对治流鼻涕，加减变得特别重要。

如果是白鼻涕，说明有寒，我们用葱白跟胡椒。如果是黄鼻涕，只用葱白就好，不加胡椒，因为他身体原来就已经有热，所以我们不用胡椒。如果是清水鼻涕，一直流的都是稀稀的那种，我们用干姜。干姜是什么？就是把生姜切片并晒干，但是它比生姜的热度更高，而且对于止住清稀的鼻涕特别有帮助。

以上就是我们治疗流鼻涕的居家厨房用药，区区几味食材和调料就可以对治这些问题。

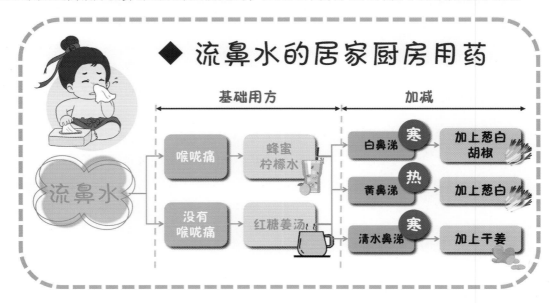

★ 中医鼻塞速通法

小朋友鼻塞了，快用林医师发明的中医鼻塞速通法！

什么叫中医鼻塞速通法？平常我们遇到鼻塞，有一个方法是侧躺着，身体的一侧向上，此时在上边的那个鼻孔的鼻塞就会慢慢通，可是这里有个问题，当我们把一边弄通了，另一边却塞起来了，为什么？因为这个方法太慢，其实只要当鼻孔疏通开的速度够快的时候，在下方的一边还没塞起来，在上方的一边就已经通的时候，人马上起来，鼻子就能维持两边都通。

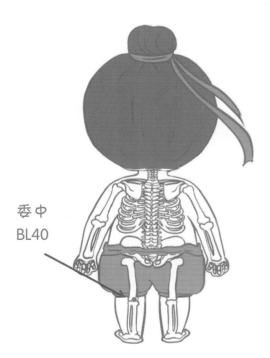

委中
BL40

做法很简单，首先要有一张床和枕头，人侧躺，鼻塞比较严重的那一侧身体向上，再把上面的脚略向上弯，用手按压腘横纹中央的委中穴（委中穴很容易找到，就在膝盖后面，横纹的正中间），然后用力吸气，大概在几秒内，鼻子就会通开，只要鼻子里头一通，身体就马上转正，侧躺变成正躺，晚上就继续睡觉，白天就可以起身了，这个就是我们的快速通鼻法。

我们如果不按委中穴鼻孔会通得比较慢，往往当上边通了，下边就会塞住，可是如果我们用了委中穴，速度就够快，人起来，两边都通，那就会很舒服。这个是我们治疗鼻塞一个最重要的方法，在此跟大家分享。

除了外治法、食疗法之外，如果自己处理不好时还是需要中医师的帮助。

★ 中医鼻塞速通法图解

【步骤一】

侧躺，用枕头。鼻塞的一侧身体在上。

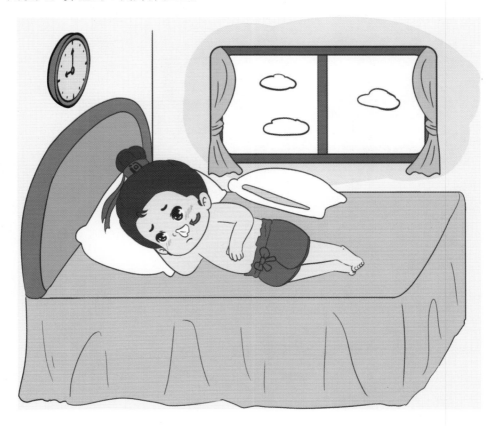

【步骤二】

上方的脚略向上弯曲，按压腘横纹中央的委中穴。

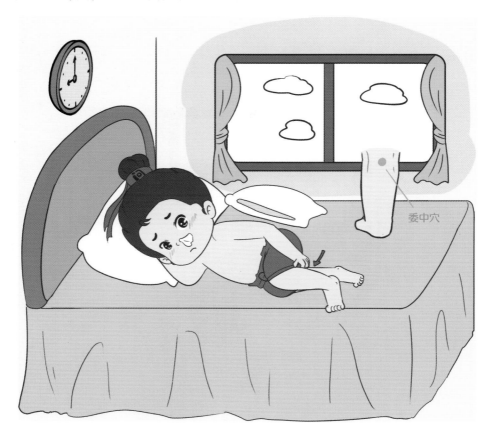

委中穴

【步骤三】

用力呼吸，鼻子立通。

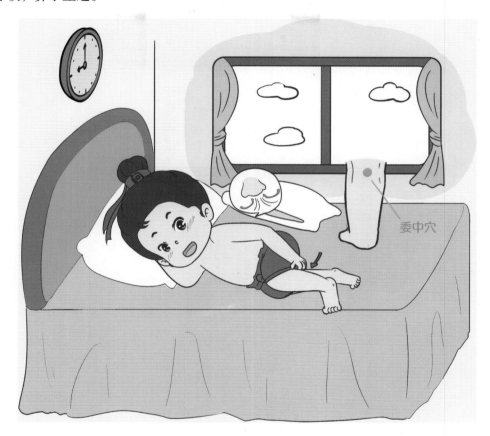

委中穴

中医超级儿童私房课

【步骤四】

转正躺平，确定已通。

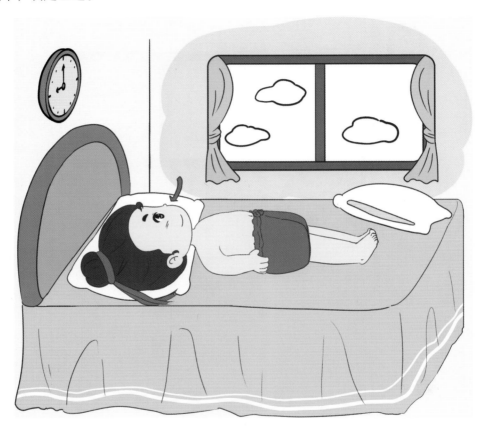

【步骤五】
鼻孔畅通，此时可以起身。

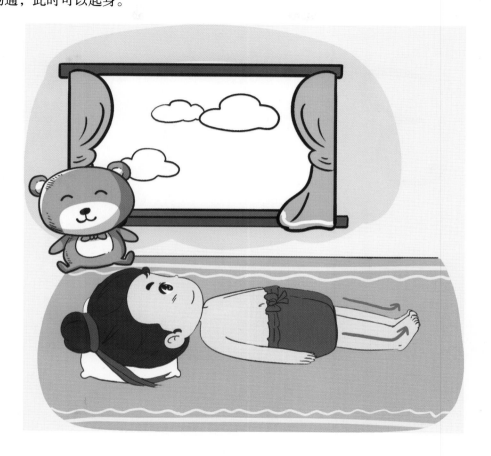

03

儿童感冒
咳嗽

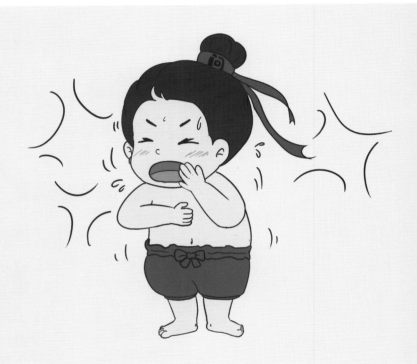

　　小朋友咳嗽是家长非常烦恼的问题之一，主要是咳嗽起来孩子不舒服，而家长听着孩子咳嗽的声音，心里面也特别难过。而且俗话说"师傅怕抓漏，医师怕治嗽"，反复不止的咳嗽是令很多医者束手的问题。

　　咳嗽这个问题有很多类型，多发生在感冒期间，但是感冒的时候也不一定会咳嗽，有时候反而是感冒都好了，还是继续咳嗽。咳嗽是很难治的，有些医师最怕治咳嗽，因为咳嗽的成因多，比较复杂。要怎样来治咳嗽，我们在这部分就要教给大家。

　　小朋友咳嗽的情形不一，一般感冒后会咳嗽，感冒后遗症也会导致咳嗽，还有些小朋友是当天气一冷，他就开始咳，平常不咳。咳是有很多种的，有时候是伴随着感冒，有时候没有感冒，就是容易咳，有时候是感冒好了以后还在咳。所以你要把小朋友咳嗽常见的几个症状先记在心里，等一下我要分别说明它的治法。

　　第一，有没有清水一样的鼻涕？

　　第二，他的鼻涕是不是本来是清的，后来却变浓？

　　第三，有没有吐不出来的痰？觉得老是喉咙痒痒，但要吐又吐不出。

　　第四，会不会咳到面红耳赤？如果咳到脸都红了还在咳，这是严重的咳。

　　第五，是不是白天不咳嗽，到了晚上才会咳？也有这种的，有些到我诊所来就诊的小朋友，从进来开始，过了好久都没咳，他妈妈就说他白天都不咳，到晚上才咳。

　　第六，咳了多久？小朋友如果咳了两周以上的又是属于不一样的种类。一般来说咳嗽大概在一两天就会好，所以他如果已经过了两周，仍然持续在咳，这个就要区别对待。

★ 咳嗽的中医常用方剂

小朋友的咳嗽用方比较复杂，要分清楚大方向，如果是真正在教医师的话，咳嗽用方图是非常复杂的一张图，在这里我只是把一些大方向跟大家讲，让大家有个底在心里，而且你有了解之后，若是正好家里有这些方剂，也不妨试试。

咳嗽，又伴有像清水一样清稀的鼻涕，用小青龙汤。

咳嗽，又有黏稠的浓鼻涕，颜色可能是白的，也可能是黄的，但不是透明的，我们用胃苓汤。有人会觉得胃苓汤怎么听起来好像是胃药，没有错，因为中医有一句话"肺为储痰之器，脾为生痰之源"，痰不可能从我们吸进来的空气产生，而是从我们吃的食物中的液体，输送上来转成痰。所以我们要从根源的地方祛痰，就会用到胃苓汤。偷偷告诉大家，这招很厉害，一些很会治咳嗽的医师，其实很多时候是用胃药来治咳嗽。

咳嗽，并且有吐不出来的痰，老是觉得喉咙痒痒的，用半夏厚朴汤。有人会说他总是先喉咙痒痒才会咳嗽，这种就适合用到半夏厚朴汤，临床很常见。

咳嗽咳到面红耳赤，这个时候通常都是病情比较深入，入里化热比较严重，我们用葛根汤加桔梗、石膏。这个方在这方面是很好用的。

而白天不咳嗽，到晚上才拼命咳嗽，我们用小柴胡汤来治疗。

咳嗽已经有两周以上，很久了还一直在咳，都没有好，一般来说可以用到麻杏甘石汤，再加上二陈汤。二陈汤是去痰的，有时候你咳那么久，通常都是痰在里面作怪，所以我们会用二陈汤祛痰，加上麻杏石甘汤去热，两者的比例是麻杏石甘汤二，二陈汤一。

以上就是我们最常用的几个治疗咳嗽的方剂，是有点复杂。但我们先了解一下，有时候会很有帮助。

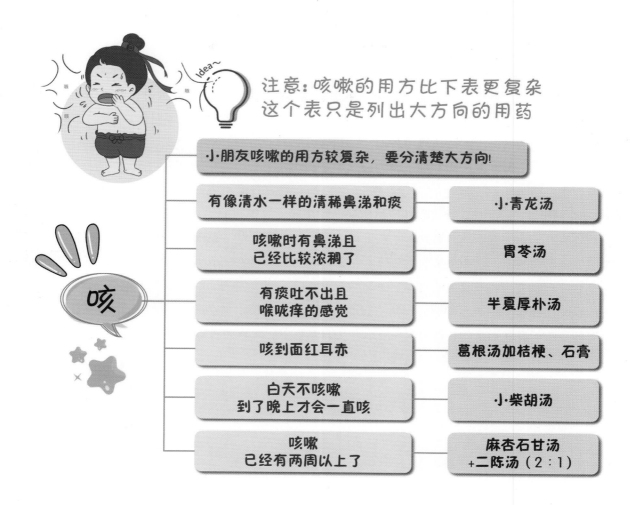

注意：咳嗽的用方比下表更复杂
这个表只是列出大方向的用药

·小朋友咳嗽的用方较复杂，要分清楚大方向!

症状	用方
有像清水一样的清稀鼻涕和痰	小青龙汤
咳嗽时有鼻涕且已经比较浓稠了	胃苓汤
有痰吐不出且喉咙痒的感觉	半夏厚朴汤
咳到面红耳赤	葛根汤加桔梗、石膏
白天不咳嗽到了晚上才会一直咳	小柴胡汤
咳嗽已经有两周以上了	麻杏石甘汤+二陈汤（2：1）

★ 咳嗽的居家厨房用药

对于咳嗽问题，我们在家里的厨房里面可以用哪些药？基础用方是一致的，如果咳嗽有喉咙痛，用蜂蜜柠檬水；咳嗽没有喉咙痛，用红糖姜汤。也就是说，我们的基础方是红糖姜汤，可是一旦症状有喉咙痛，我们的基础方就改成蜂蜜柠檬水。重点在加减，咳嗽伴有白鼻涕、白痰的，就是病性偏寒的，伴有清痰、清鼻涕也一样，加上葱白跟白萝卜。关于葱白，我们前面有讲过，它是一根葱的底部那一段白色的地方（前面绿色的部分不要）。葱白加在蜂蜜柠檬水或红糖姜汤里面，再加上白萝卜汁（白萝卜压出汁来），这个是针对病性或体质偏寒的用药，那偏热的用什么药呢？我们可以用浙贝母蒸梨，就是说除了吃红糖姜汤，另外再吃浙贝母蒸梨。买点贝母粉，撒在梨里面去蒸，蒸完给小朋友吃，也可以喝蒸出来的汁，这个家长们也可以吃，蛮好吃的，甜甜的，小朋友会蛮喜欢的。

还有一种是有事没事常常会咳嗽的小朋友，这种是因为他体质的关系，肺比较弱，我们可以用川贝杏仁粉加上蜂蜜，用热水冲服。川贝杏仁粉外面超市就有卖，加入蜂蜜一起冲起来，甜甜的，也是蛮好喝的。孩子喜欢喝，就让他多喝一点，作为日常保养，可以改善他肺弱易咳的体质。

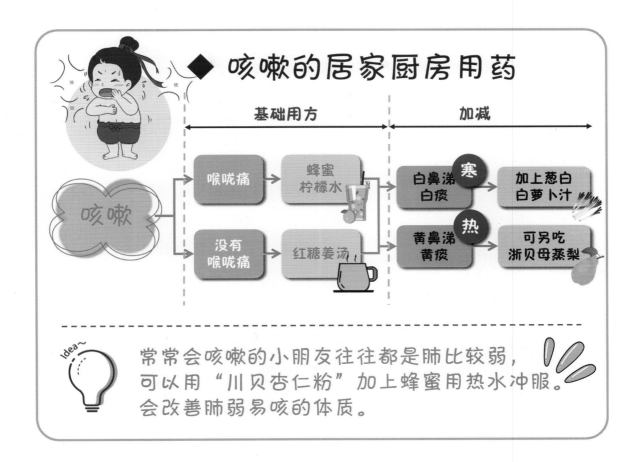

◆ 咳嗽的居家厨房用药

基础用方　　　　　　加减

咳嗽 → 喉咙痛 → 蜂蜜柠檬水 → 白鼻涕白痰 → 【寒】 加上葱白白萝卜汁

咳嗽 → 没有喉咙痛 → 红糖姜汤 → 黄鼻涕黄痰 → 【热】 可另吃浙贝母蒸梨

Idea~

常常会咳嗽的小朋友往往都是肺比较弱，可以用"川贝杏仁粉"加上蜂蜜用热水冲服。会改善肺弱易咳的体质。

★ 咳嗽的外治法

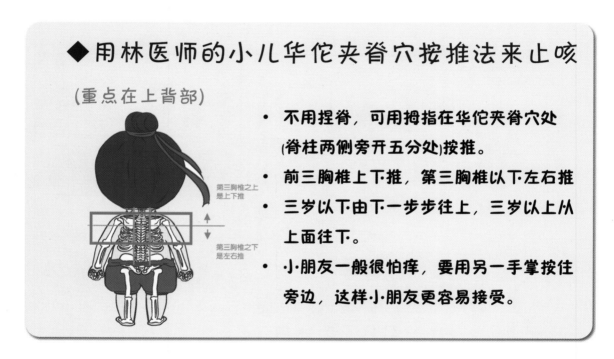

◆用林医师的小儿华佗夹脊穴按推法来止咳

（重点在上背部）

第三胸椎之上是上下推

第三胸椎之下是左右推

- 不用捏脊，可用拇指在华佗夹脊穴处（脊柱两侧旁开五分处）按推。
- 前三胸椎上下推，第三胸椎以下左右推
- 三岁以下由下一步步往上，三岁以上从上面往下。
- 小朋友一般很怕痒，要用另一手掌按住旁边，这样小朋友更容易接受。

外治法也可以治小儿咳嗽，例如我们可以用华佗夹脊穴按推法来止咳。关于华佗夹脊穴按推法，前面讲过，可以退烧，这一招用来止咳也可以。事实上，对于很多问题都能处理，在本书后面你会看到有好几个问题我们都可以用华佗夹脊穴处理。我们的脊柱两侧有神经，控管我们身体所有的脏腑，中医说每一节脊柱都对应着不同的脏腑，有个歌诀就是在说明这一点："一是大杼二风门，三是肺俞四厥阴，心五督六膈俞七，肝胆脾胃三焦肾，气大关小膀中白。"所以华佗夹脊穴可以治很多问题，咳嗽当然也可以。治咳嗽时的重点在哪里呢？尽量要在前面的几节，大概第一节和第三节之间，就是我们说要上下推的这一部分，重点就在上背部，因为肺俞在第三胸椎下两侧的膀胱经上。有人不会找第三胸椎也没关系，你就在上背部多加强，多按，就可以拿来止咳。

对于有痰的咳，另外再加上两个穴位。事实上，咳嗽大部分都跟痰有关系，所以我们常常会用上这两个穴位。一个是大包穴，大包穴很好找，我们把手沿着腰往上到腋下，腋中线与第六肋间隙交点的这个位置就是大包穴。在这个位置上按一按，痰会比较顺，也可以止咳。另外一个是复溜穴，在我们的跟腱（脚跟上的大筋）和内踝高处连线的中点叫太溪穴，太溪穴上两寸（患者自己食指、中指、无名指的宽度和）靠近跟腱前缘就是复溜穴。在这两个穴位上按压，可以帮助止痰。

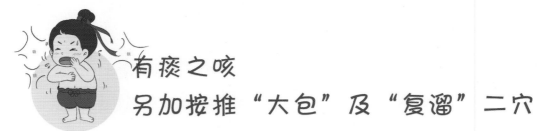

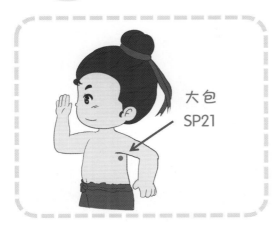

大包
SP21

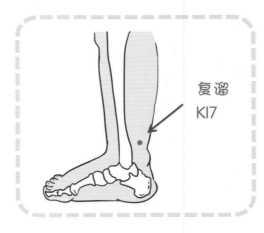

复溜
KI7

在这里我要特别讲，对于小儿的问题，平常我建议是先用外治法，尽量能用先用。为什么关于小儿的一些问题，外治法尽量能用先用？因为外治法最简单，用完外治法，然后第二步再用厨房用药，也就是家里一些常用的食材。第三步，如果食疗法没有好，我们再考虑用中医的用药，就是用方剂。关于方剂可以考虑我的建议，也可求助专业中医师。这是我们在小朋友的保健上的一个程序。如果用外治法或食疗法就治好了，那是最好的。不要小看外治法，其实"功力"也很强。有时候咳嗽问题比较复杂，居家不容易处理，这时就该请教中医师。

我要再强调一下，如果我们用华佗夹脊穴按推法是为了治疗咳嗽，则应主要做上背部的按推，当然你也可以从头一路做下来，但是在上背部记得多做两次，因为上背部按推可以减缓咳嗽。上背部的范围怎么算？在我们的肩胛骨的水平切齐位置，从肩胛骨下缘到肩胛骨上缘，在这个范围好好做，效果往往就不错。我们治疗咳嗽的时候，特别要关注的是这一范围。

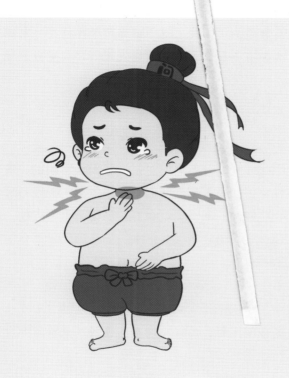

04

儿童感冒
喉咙痛

喉咙痛对大人来说非常辛苦，对小孩子也是一样，让人非常难过，而太小的孩子有时候不太容易表达，家长要多费心去了解他的问题。小朋友常常发生喉咙痛这个问题，大多是鼻塞的后遗症，也就是在晚上睡觉的时候因为鼻塞而不得不张嘴呼吸，最后就造成了喉咙太过干涩而产生疼痛感。所以有时候治疗喉咙痛的同时，要注意有没有鼻塞的产生，如果有要同时把鼻塞问题处理好，大多数时候，这样才是真正解决小儿喉咙痛的方法。

★ 喉咙痛的中医常用方剂

在中医对治喉咙痛的方剂中，最一开始，也就是喉咙才刚刚开始痛的时候，我们最常用的、最轻微的方剂是甘草汤。大家居家也可以自己做甘草汤，甘草很容易买到。我们有时候煮菜，一些料理也会放上甘草。其实就是把甘草煮得浓浓的，这样喝，一些轻微的喉咙痛就会好。那稍微重一点的，就是用甘草汤再加点桔梗，叫桔梗甘草汤，它就是两味药，桔梗跟甘草。接下来，如果遇到更严重的喉咙痛，这两个方的效果都不好的时候，我们就必须先辨寒热。

如果他舌头伸出来，一条舌头都是白的，而且又不觉得渴，不喝水都没有关系，头很烫，手脚很冷，这是属于寒性的病。一般我们用方是麻黄附子细辛汤，这个是少阴病，因为少阴病的主要症状是头疼、喉咙痛和四肢冰冷严重。此外，麻黄附子细辛汤在使用时，可以再加上四逆汤，来治疗寒性的喉咙痛。

如果他舌头伸出来，整条都是红红的，而且会口渴，很想喝水，头凉凉的，手脚热的，身体摸起来也热，这是属于热性的病。我们可以用葛根汤加桔梗、石膏。

如果喉咙痛，而且发热又有点严重，我们用小柴胡汤。

以上是我们用中医方剂来对治喉咙痛的一些基本思维。

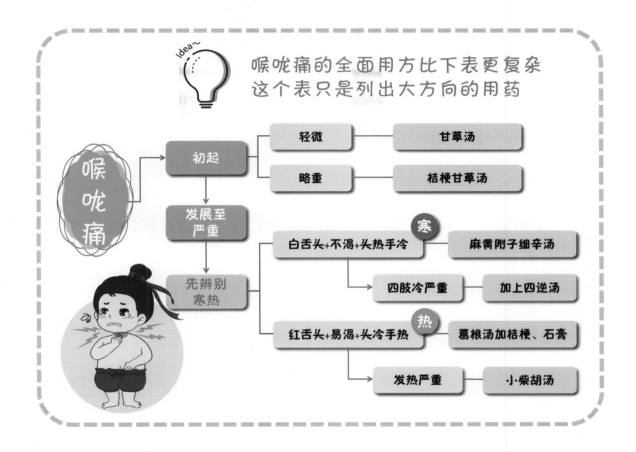

Idea~
喉咙痛的全面用方比下表更复杂
这个表只是列出大方向的用药

喉咙痛 → 初起 → 轻微 → 甘草汤
         初起 → 略重 → 桔梗甘草汤

发展至严重

先辨别寒热 → 白舌头+不渴+头热手冷（寒）→ 麻黄附子细辛汤
                                    → 四肢冷严重 → 加上四逆汤
          → 红舌头+易渴+头冷手热（热）→ 葛根汤加桔梗、石膏
                                    → 发热严重 → 小·柴胡汤

★ 喉咙痛的居家厨房用药

假如有人没有时间去找到医师，或者是在半夜的时候，有点急，又要怎么办？这时就要看居家厨房用药，也叫"家里厨房就有的药"。从前面几篇学下来，大家也很熟悉了，喉咙痛一般用蜂蜜柠檬

水。最基础的感冒用红糖姜汤，可是有喉咙痛的时候，就改用蜂蜜柠檬水来作为基础方。

　　喉咙痛，除了蜂蜜柠檬水这个基础方，如果是轻微的，还可以另外用盐水来漱口。盐水不要吞下去，漱几次口后吐掉，这是属于比较轻微时可用。如果是中等的，另外口含生甘草。还记得吗？我们前面有说到甘草汤，不过甘草不一定要煮，就把它含在嘴中也可以。喝点蜂蜜柠檬水，然后含一片甘草，不要吞下去，它有点甘甜，小孩子可以接受。如果遇到更严重的，就要口含桔梗。可是桔梗的味道小孩子不喜欢。蜂蜜柠檬水加甘草小孩子还是可以接受的，我们可以把甘草煮进蜂蜜柠檬水中，或者是喝完蜂蜜柠檬水，加含一片甘草片也可以。这个是我们居家的厨房用药，可以让喉咙痛得到舒缓。

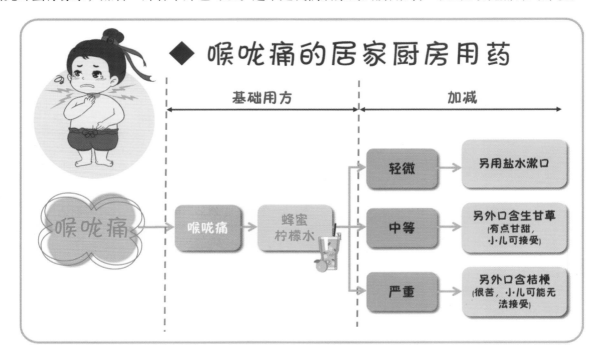

　　除了居家厨房用药之外，按压有些穴位也可以让喉咙痛比较舒缓一点。

★ 喉咙痛的缓解按压穴位

主力穴位是孔最穴。孔最穴是肺经的穴位，在我们的手上，大家不一定要扎针，用手按就可以，对喉咙痛很有用。如果症状伴有口干，我们再加上照海、太溪、然谷，这三个穴位都在脚上，都在内侧。我们就在这三个穴位中找最痛的那一点，按一按，可以治口干，口干是喉咙痛时很容易一起出现的症状。这些是肾经的穴位，因为肾经主水，所以按压它们，体内的津液会被提上来。这四个穴位都可以用手去按压，按压的时候在穴位附近找痛点，比较痛的地方就多按一会儿。

要帮助小朋友解决喉咙痛的问题，我们有厨房用药，我们有外治法，如果还是处理得不是很理想的时候，才来找医师。

孔最穴

孔最是肺经上的大穴，它的位置是在我们手腕横纹跟手肘横纹的中间这一段，这段距离在人体同身寸（以患者除大指外其余 4 指并拢的宽度作为 3 寸）中是 12 寸，而这 12 等分中，孔最穴是在下 7 上 5 的位置。平常我们去按它是会有点酸麻痛的，那个就是孔最穴的位置。

照海穴

照海穴是肾经上面的穴位，它是在我们的内踝下与距骨上缘中间的凹缝处。

太溪穴

太溪穴的取法是在内踝的高点与跟腱连线的中点取穴，就是在内踝高点与跟腱中间的凹陷处。

然谷穴

要定位然谷穴，我们可以找到内踝前缘下 1 寸的地方，或者是先找到公孙穴，公孙穴往后 1 寸的地方，在这个地方可以找到一个凹陷处，大概在舟骨下面，这个凹陷的位置就是然谷穴。

◆ 喉咙痛的缓解按压穴位

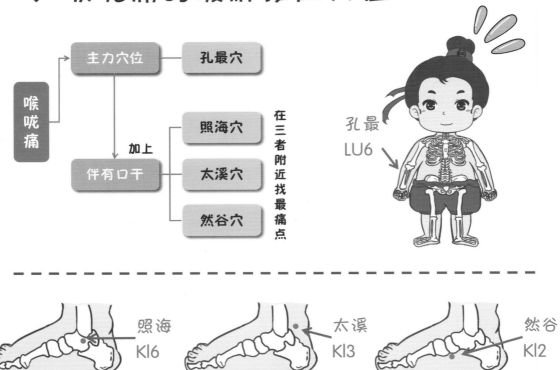

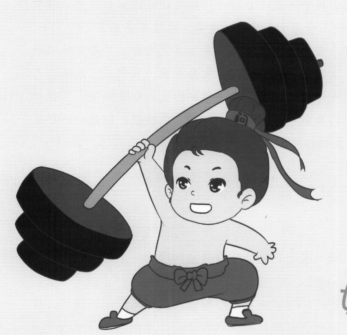

05

儿童常感冒，
如何增强免疫力

如何增强免疫力？这个也算是跟感冒息息相关的话题，因为平常容易感冒的孩子，就是因为他的免疫力比较差，所以在这方面特别要注意。而免疫力在传统中医的观念里，主要指的就是我们的营气和卫气，我们常常说要做到营卫调和，就是要让我们对外的免疫力强化，同时让在循环系统中血液里的免疫细胞能够充分作用。一个营卫调和的人自然就不容易受到病毒的感染，也就不易感冒。

其实感冒了不吃药会不会好？很多时候都会好，为什么？因为我们身上有免疫力，只要身体启动了免疫的机制，就可以好起来。可是有些小孩子在这方面特别差，经常容易感冒，且感冒了也不容易好，会拖很久。遇到这样的小孩，怎样去强化他的免疫力就显得非常重要。因为大家都知道，在这个时代，学历、经历、财力都不是最重要的，最重要的是免疫力。免疫力强，身体就强。因此，怎样从小把免疫力提高，是一个很重要的课题，对小孩子来说特别重要。

★ 儿童增强免疫力的日常用方

怎样增强免疫力？我们可以用一些中医的方剂。

在中药方剂里面，用来对治经常感冒的就是玉屏风散，它是最容易、最常用的一个预防感冒的方剂。对于很多平常没事就爱感冒的人，我们就用玉屏风散。

如果你旁边的人都在感冒，或你一家人都感冒了，你要防止自己也感冒，此时可以用桂枝汤。桂枝汤是《伤寒论》里最重要的方剂，因为桂枝汤是所有方剂的基础，众方之祖，老祖宗。桂枝汤的主要功能在调和营卫，用现代语言来讲，它就是在增强我们的免疫力。当旁边的人在感冒，你就开始一直吃桂枝汤，就不容易感冒。如果把这两个方加起来，也就是玉屏风散加桂枝汤，我们叫它铁屏风散。当遇到流感疫病严重的时候，我们就可以吃铁屏风散，来增强免疫力。有时候一个人感冒，搞得大家都感冒，不过其中却有几个人完全没事，明明都是相处在一起，都在同一个地方，可是为什么有人感冒，有人不感冒？就是因为每个人的免疫力强弱不同。要强化免疫力可用铁屏风散，也就是桂枝汤加玉屏风散的合方，效果最好。

另外有一种感冒是肠胃型的感冒，有些人常感冒，而且一感冒就拉肚子，这种就是肠胃不好的，我们用小建中汤治疗。小建中汤是为小孩子增强免疫力的一个很好的方法，小孩子会越吃越壮，尤其是不喜欢吃饭的小孩子，关于这方面的问题在后面的文章也会讲到，我们常常会用到小建中汤。

以上两个都是我们日常可以用来增加免疫力的好用方子。除了用方剂之外，我们日常还可以做什么？下面继续说。

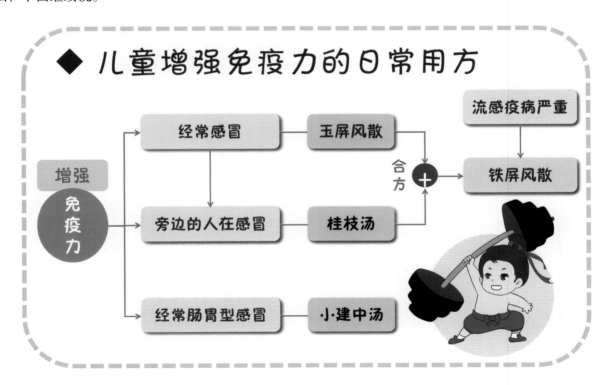

★ 日常生活中如何强化免疫力

下面是我要特别推荐给大家的方法，要增强免疫力，脾胃就得强，脾胃强，免疫力就会好。因为免疫力在我们中医来说，是我们的营气和卫气，它们合起来叫真气，主要是来自于清气（就是呼吸的空气）和谷气（就是我们吃的食物），所以脾胃要强，我们的身体才会强。

那有什么食物对增强脾胃功能最有帮助呢？很简单，你家也有，也不难做，叫米浆粥食疗法，又叫"超级米浆粥"，这是台湾一位名叫徐三翰的医师的做法，我觉得它比较简单、好用，而且效果不错，所以跟大家分享一下。

【**超级米浆粥煮法**】

材料：大米一杯。

作法：

1. 先洗米。

2. 锅中加入三杯冷水。

3. 从冷水开始煮米，煮滚到起大泡后，再加入六杯冷水。

4. 一边煮一边搅拌，继续煮到再次滚到起泡泡，关火。

5. 放置二十到三十分钟后，即可食用。

上面每一个步骤都写得非常清楚，就是先煮滚，倒水，再煮到滚，然后关掉，让它停一段时间，你可以出去玩一玩、做一些别的事，20分钟到30分钟以后再回来，这时整个米都已经融入到水里面，这样就可以了，这样子的米是最能养胃的。

大家知道中药有不同的药性，有偏寒、偏热、偏燥、偏湿，那处于中间、药性平和的药是什么呢？这就是大米！大米除了稍微有一点湿性以外，它的药性是不偏不倚的。米对脾胃最好，最能够养胃气，而米浆粥中的整个米都胀开来之后，它会变得非常容易吸收，常常吃，小孩子的脾胃就强，免疫力就强。所以我推荐这个超级米浆粥，很容易做，每个人在家里都能做。

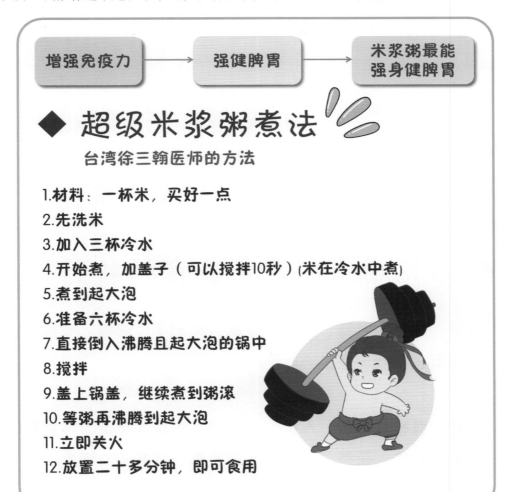

增强免疫力 → 强健脾胃 → 米浆粥最能强身健脾胃

◆ **超级米浆粥煮法**

台湾徐三翰医师的方法

1.材料：一杯米，买好一点
2.先洗米
3.加入三杯冷水
4.开始煮，加盖子（可以搅拌10秒）(米在冷水中煮)
5.煮到起大泡
6.准备六杯冷水
7.直接倒入沸腾且起大泡的锅中
8.搅拌
9.盖上锅盖，继续煮到粥滚
10.等粥再沸腾到起大泡
11.立即关火
12.放置二十多分钟，即可食用

★ 常见促进免疫力的食材和药材

食材比较容易拿到，药材有时候我们不易取得，要到药店去买药，又比较不好煮。因此，食材就更为重要。

增强免疫力的食材：海参、大蒜、生姜、香菇、枸杞子、海藻、甜椒、青椒、花椰菜、柑橘类、坚果类。

这些都是让小孩子免疫能力增强的食材。我建议大家多吃食物，至于药呢？等到免疫力真的很差，不能抗病的时候才来用。要多注意这些食材的摄取，如果小孩子不喜欢吃的话，想办法改变食谱，让他能够接受。

◆ 常见增强免疫力的食材和药材

食材：海参、大蒜、生姜、香菇、枸杞子、海藻、甜椒、花椰菜、柑橘、坚果。

药材：黄精、百合、人参、刺五加、白术、灵芝、旱莲草、桑椹、仙茅、茯苓、天冬、冬虫夏草、绞股蓝、党参。

★ 强化免疫力，小朋友要多做脚部运动

　　要强化免疫力，小孩子在日常生活中要多做脚部运动。因为脚是第二心脏，脚强，则体力强，脚有力，身体比较热，免疫力会提高，所以小孩子一定要多做脚部运动。例如踢足球、打篮球、跳高、跳绳、跑步等，都可以多做，最怕小孩子一天到晚坐在那边看电视，打电动玩具，这样子免疫力怎么会高？家长要多带孩子跑跑跳跳，脚多锻炼，免疫力才会强，这就是一个重点。

　　以上我们介绍了可以增强免疫力的方剂，以及日常的食物和运动，不过如果免疫力真的比较差、很容易感冒的孩子，不妨让中医师帮你设计一个能增强免疫力的方子。其实在这个时代，我们这篇文章讲的提高免疫力的诀窍才是养儿育女的关键，能让爸爸妈妈们节省很多精力，大家要好好重视它。

◆ 增强免疫力，
　 小朋友要多做脚部运动！！！

● 脚是第二心·脏，脚强则体力强

● 脚有力，身体才会变热，免疫力才会提高

● 多带孩子跑跑跳跳

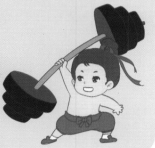

06

儿童大便问题
便秘

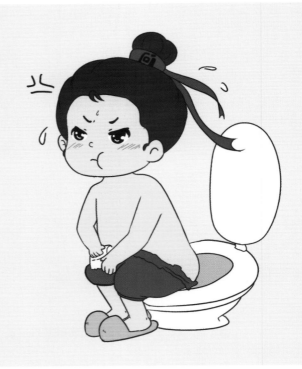

我们说吃喝拉撒睡都很重要，其中"拉"指的是排便，如果排便不顺就叫便秘，小孩子也会有这个问题，很多家长也为此感到困扰，我们这章就来谈谈便秘，遇到这个问题，该怎样处理。

★ 儿童便秘的日常用方

首先，我们来看便秘的常用方剂，以及相关的一些重点。

小孩子容易阴虚，如果是阴虚体质，往往嘴唇鲜红，舌头很红，大便硬，两三天才能大便一次。正常的排便，小孩子每天至少要一次，如果没有办法每天一次，那就算便秘。对于这种问题我们会用增液汤，其实就是玄参、麦冬、生地黄这三个药，用来增加身体的水液，使大便不会太硬，就容易排出来。这是第一种。

如果小孩子是身体手脚冷，唇色不红或比较淡（不一定要到发黑、发青的程度，那是很严重了），属于比较阳虚一点的体质，我们用理中汤来治这种体质的小孩子的便秘。理中汤里面有人参、白术、干姜、炙甘草，其中白术这味药可略微重用，因为白术是治便秘的好药。

如果小孩子高烧，又有便秘的问题，这个是很常见的情况，小孩子发烧，大便可能不通，或是烧都退了，大便仍是出不来，这时候我们得用凉膈散。

以上就是几个常用的方剂。

但我们主要还是应从日常生活来改善。刚刚讲的都是比较严重的例子，我们才会用到方剂。日常的改善很重要，有几个方面要注意。

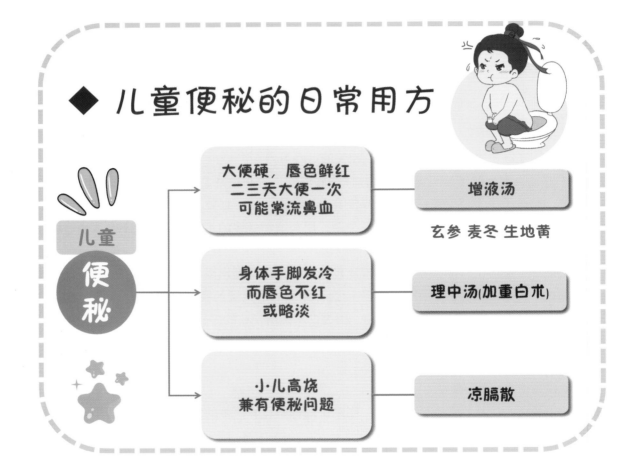

◆ 儿童便秘的日常用方

儿童

便秘

大便硬，唇色鲜红
二三天大便一次
可能常流鼻血 ——— **增液汤**

玄参 麦冬 生地黄

身体手脚发冷
而唇色不红
或略淡 ——— **理中汤(加重白术)**

小儿高烧
兼有便秘问题 ——— **凉膈散**

★ 儿童便秘的日常注意事项

第一，小孩子要多吃自然而富有纤维素的食物，例如糙米、蔬菜、水果。

如果小孩没有吃足够的纤维素，都吃精致食物，就容易便秘。我常说我们现在人要吃食物，不要吃"食品"，但很多人都喜欢吃商业化的食品，就是一盒一盒包装起来的那种，这种食品经过加工处理，很多都是精致食物。当孩子老是吃精致食物，他的纤维素摄取就会不足，所以要吃天然食物，要有足够纤维素摄入，这个很重要。

第二，减低精制糖的使用，例如白砂糖。

一直吃精制糖，吃很多的甜食，小孩子就容易便秘，所以要少吃糖。我们常说小孩子不要吃那么多糖，如果他想要吃点甜的，可以多吃天然的水果，因为里面有果糖，一般来说，果糖也不算什么好东西，可是因为天然的果糖多和纤维素形成大分子的复合物，比较容易排出去，所以还是可以吃些。

第三，睡眠要规律正常。

小孩子如果太晚睡，白天也常在睡觉，他大肠蠕动就不好，就容易便秘，所以睡眠要规律正常。

这三点就是日常生活中可以改善的部分。关键是不要让小孩吃太多精制的食物或精制的糖，这是日常保养的重点。

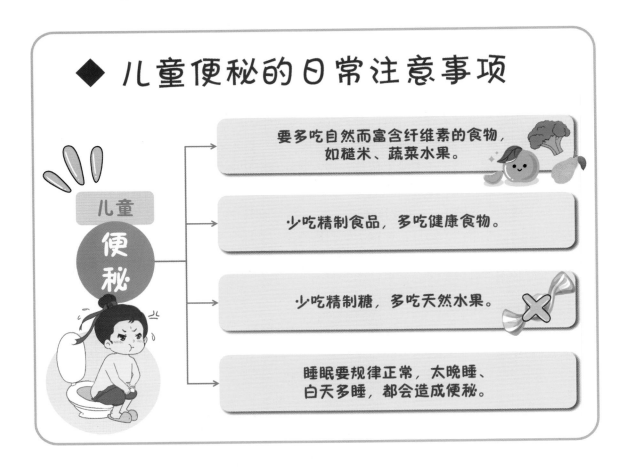

◆ 儿童便秘的日常注意事项

儿童便秘

- 要多吃自然而富含纤维素的食物，如糙米、蔬菜水果。
- 少吃精制食品，多吃健康食物。
- 少吃精制糖，多吃天然水果。
- 睡眠要规律正常，太晚睡、白天多睡，都会造成便秘。

★ 改善儿童便秘的运动

要改善小孩子的便秘问题，我们有几个运动可供选择。

第一，顺时针按腹运动。

按腹运动的方法是先找到肚脐，然后我们在肚脐旁边用手轻轻地顺时针画圈，一边往外扩大的同时，一边稍微增加力道，一圈一圈，直到画到最大。要注意，画完一圈不要再绕回来，而是继续顺时针往外画。另外，方向性很重要，是顺时针，不要做成逆时针。

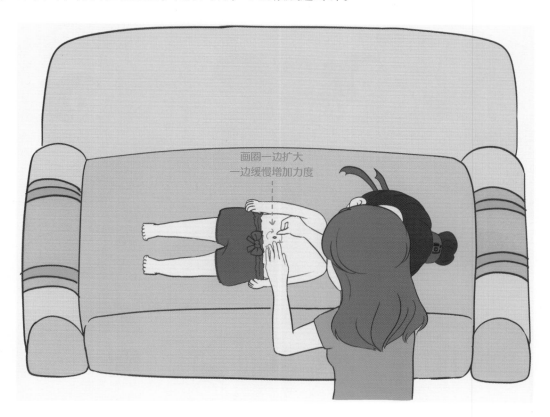

第二，抬脚运动。

抬脚运动就是把小孩子的脚反复拿起来的运动。首先，要让小孩子放松躺着，然后我们双手抓住他的两脚，同时往上，再同时往下，做几下后，换成单脚往上，单脚往下，单脚往上，单脚往下，接着又再变成两脚同时上下，就这样子，多举几次，就可以使他的大便更通畅。

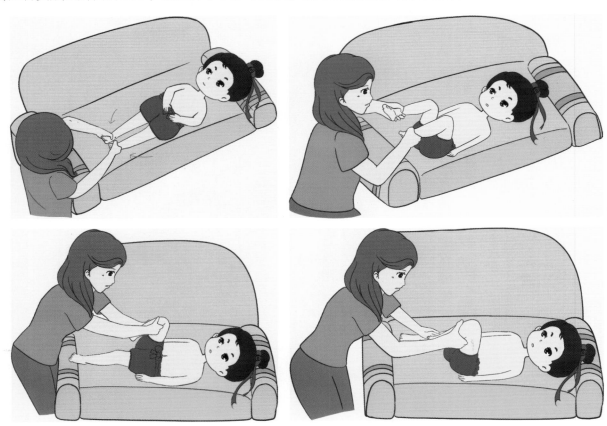

第三，小儿华佗夹脊穴按推。

在此要特别加强下背至尾椎的按推！前面我们有讲过小儿华佗夹脊穴，在脊柱两侧做按压，这也可以用来治便秘的问题，要针对的部位是从与肚脐同高的位置（肚脐的背后）一直往下到尾椎的这个区块，这个部位多按，可以改善便秘的问题。

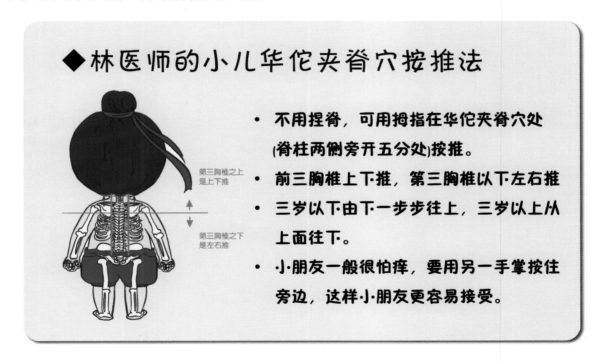

◆ 林医师的小儿华佗夹脊穴按推法

第三胸椎之上是上下推

第三胸椎之下是左右推

- 不用捏脊，可用拇指在华佗夹脊穴处（脊柱两侧旁开五分处）按推。
- 前三胸椎上下推，第三胸椎以下左右推
- 三岁以下由下一步步往上，三岁以上从上面往下。
- 小朋友一般很怕痒，要用另一手掌按住旁边，这样小朋友更容易接受。

外治法对于改善小孩子便秘，效果是相当不错的。因为小孩子通常气很强，比较敏感，你只要稍微做一点动作，他身体马上有反应，所以对小孩子做外治的效果比大人好很多。

如果对于小孩子便秘的情况，我们用外治法或食疗法就能治好，那真是"恭喜老爷、贺喜夫人"，你们家就会很平安自在，可是如果说这些都做完之后，孩子还是便秘，尤其是长期经常性便秘，就不妨来看看中医，让中医针对他的体质，用方剂来做一些调整。

小孩子如果有便秘的问题，还会引发其他的问题，孩子就难带；反之，如果大便通畅，小孩子就开朗、健康、好带，所以如何解决小孩子便秘的问题，是个很重要的课题。

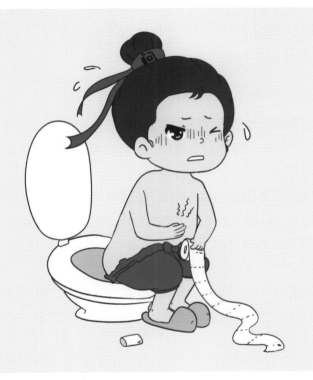

07

儿童大便问题
腹泻便溏

腹泻、便溏，俗称拉肚子、水泻、大便稀软等，这一类的问题，跟我们前面讲的便秘正好相反，因为小孩子肠道的发育还不成熟，对外在的因素影响反应很大，所以这也是小孩子常有的问题。这章我们就来讲讲小儿腹泻、便溏的问题。

★ 儿童腹泻和便溏的主要原因是什么

小儿腹泻、便溏主要原因有两个，一个是**外来的原因，如细菌感染、病毒感染**。当然，对于这些大家都比较了解，病毒感染就会造成肠胃型的感冒，它是外来的原因所造成，对此我们就要以治感冒一样的方式来做处理。

另外一个原因是**身体排寒**，当小孩子身体比较冷，或者是他一时之间吃了太多生冷的东西，身体没有办法负荷，要把这些寒气排出去，所以就会以排出大量水分的方式来祛寒，水分通过小便排还不够，它会通过肠道来排，这时候就会造成腹泻。只要大量水分排出去，身体的寒气也会随之排出去，因为一开始主要就是身体内水太多而导致体温下降。

汽车的引擎是热的，所以需要有水箱来降温。有水，温度会降低；水太多，温度会太低，这时候怎么办？把水排掉一点，身体就暖起来，这个是我们身体自救的方式。因此，有时候腹泻和便溏，它是一个排寒的动作，这在小孩子是最常见的。

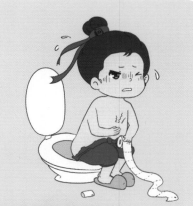

◆ 儿童腹泻和便溏
的主要原因是什么？

● 外来的原因 ➜ 细菌或病毒感染

● 排寒 ➜ 身体通过排出大量水分，减少体内的寒气

★ 儿童腹泻、便溏的中医常用方剂

有些人家里面就备着一些常用方剂，那就会很方便。如果没有也不要急，我们还有其他的方法。中医看小儿便溏、腹泻，把它分为几个不同的形态。

一个是水泻很严重的时候，拉出来的多半都是水，我们会用五苓散。五苓散是一个去水的药，服用五苓散会使小便量变多，这个叫"利小便以实大便"，所以五苓散我们常常用。

如果小孩水泻又伴随着腹胀、腹痛的，我们用五苓散再加上平胃散，变成胃苓汤，因为平胃散有行气的药在其中，对于去胀止痛会有帮助。这是另外一种可能使用的常用方剂。

如果小孩子腹泻便溏，伴有身冷，不但身体很冷而且四肢寒，或者吃了太多冷的东西，比方说吃了很多冰，或是吃了很多冷的水果，对于这些原因导致的拉肚子，我们会用理中汤。理中汤是很好用的常用方剂，一般作为调理腹泻、便溏之用。

前面在治便秘时有用到理中汤，现在治腹泻也用理中汤，有人一定觉得这太奇怪了。但没有错，理中汤能双向调节，因为它其实就是在调理我们的脾胃，让脾胃恢复正常。所以治腹泻和便秘都有可能用到理中汤。

如果小朋友的身体更偏冷，我们会用到附子理中汤，就是理中汤里加上附子。

另外还有一种小孩子常常拉肚子，长期腹泻，而且脸黑黑的，我们会用四逆汤。这在《伤寒论》里面特别讲到，所以很重要，针对这种腹泻要用到四逆汤，这个方子在这一类孩子身上很好用。

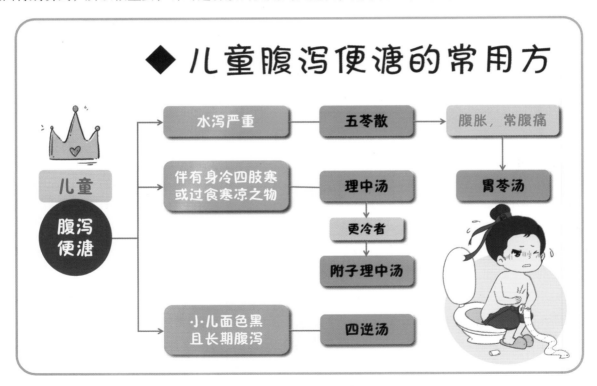

以上是我们的常用方剂。

有时候，我们可能短时间内难以取得中医方剂，此时可以使用日常的调整法。

★ 儿童腹泻、便溏的居家厨房用药

我们先看居家厨房用药，看看家里的厨房里面有些什么食材可以用来对治腹泻、便溏。对这些食材我们又可以分成纯食材和中药材，纯食材就是纯粹的食材，譬如白米，而厨房里常用的中药材一般是在中药铺可以买到且药食皆宜的。

第一，把苹果打成烂泥，或者煮成浓汁饮用（苹果要连皮一起去煮），可以让大便变得更硬。

第二，把栗子打烂成泥，蒸煮以后做成栗子糕。栗子蛮好吃的，又有营养。为什么要打烂？因为小孩子有时候会不好消化，所以要把它打碎，再把它磨成泥去蒸一下，变成栗子糕。

这两个都是能够让小孩子的大便不要这么稀软的好方法，这是用厨房里的常见纯食材治腹泻、便溏。

第三，就是用等量的莲子、山药、白术、茯苓、粳米，煮成稀饭，或是打磨成粉，然后冲泡成浓稠的饮品喝，可以加点糖，小孩子会喜欢的。这几个都是药性甘淡渗利的中药，可以把身体里多余的水分排出体外，就能令溏泄的问题得到改善。这些是中药材，不过也是食材，因此我们也把它归在食材一类。

这三个方法是我们平常在家里就可以用的，好吃，小孩子也喜欢，效果不错。

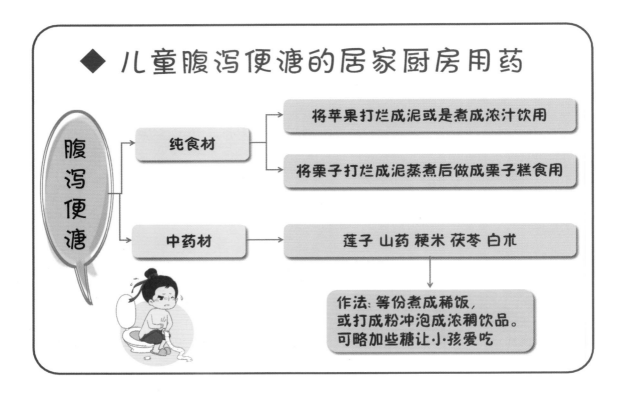

★ 儿童腹泻、便溏的外治法

最后我们还是介绍一个外治法，当小孩子腹泻，可以按压阴谷穴。阴谷穴是我们常用于外治法的穴位，它在腿部腘横纹的内侧缘，去按揉它，会让大便比较实。

如果以上这些都用了之后仍然无效，那还是请专业医师来帮助大家。

阴谷

　　阴谷在我们腿部腘横纹上，在腘横纹的内侧缘有两条肌腱，半腱肌腱和半膜肌腱，只要稍微用手摸一下就可以感觉得出来，而阴谷就在这两条肌腱的中间。

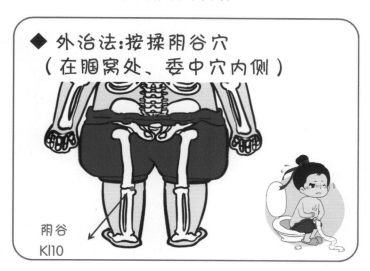

08

儿童饮食问题
不爱吃饭

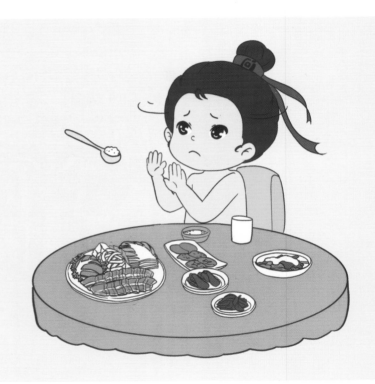

很多父母对于喂小孩子吃饭这件事感到很头痛。有时一餐饭喂了一个小时，一直追着小孩子跑，但小孩子就是不喜欢吃。吃饭少，发育也不好。针对这个问题，中医有很好的解决之道，我小时候就听到有人吃不下饭，家长就会去请中医开一种"开脾"的药，只要吃了开脾的药胃口就变得很好，也容易长高长壮。小时候的我觉得这个药好神奇。对这个问题中医到底是用什么样的方法来解决呢？在这章我们就一起来探讨儿童不爱吃饭的问题。

★ 儿童不爱吃饭时家长须知

儿童不爱吃饭又称厌食，有几种不同的类型。

第一种是吃得少，他会吃，只是吃得不多。

第二种是比较拒绝吃，有些孩子甚至连吃都不吃。

第三种是完全不想吃，该吃饭了，但是再怎么叫他他也不想吃。

该怎么办呢？

有几个观念我们要先讲清楚，因为很多家长对于这种小观念还没有理清之前，就开始想用中药，那都是缘木求鱼，因为有些基础问题要先被解决。

第一点，饭前一两个小时不要给小孩子吃零食。饭前一吃零食，像饼干、糖果这一类食物，它就会在肚子里面发酵，产生二氧化碳，然后小孩就会有一种饱胀、胀气的感觉，饭都吃不下了。因为小孩子很喜欢吃零食，有些家长为了带小孩容易点，经常给小孩零食吃，这其实是不好的习惯。

第二点，小孩子饭前可以喝点汤。饭前喝点汤，但不要太多，不要咕咕咕咕喝一大碗，喝一点点就好。为什么呢？一点汤，也就是一点咸咸的温水，不仅可以解渴，最主要是肠胃蠕动需要有一点盐的帮忙，而且像前面提到的，如果有吃一些零食、饼干、糖果，它容易在肚子里面发酵，产生二氧化碳，这时若可以吃一点盐，就可以化解这些气体，肚子便会觉得比较舒服，胃也没有那么胀气，他的胃口就会打开。另外，因为小孩子常常玩到忘记喝水，饭前 10 分钟给他喝一点点咸的水，也就是一小碗汤（记得不要太多），让他滋润一下，把口渴和胀气解决之后，他就会有食欲。

所以这两点要先做到，先不要急着说就要用药。这两点都做了之后如果没有好，也不要太着急，这时我们再来看看下面的办法。

★ 儿童不爱吃饭的中医常用方剂

中医遇到小儿厌食，平常都会开哪些方剂？

如果小孩子津液不足，口干，大便都很硬的，会有便秘问题，我们用小建中汤。小建中汤里面有饴糖，还有炙甘草，都是甜甜的，小孩子很喜欢吃。小建中汤是小孩子开脾胃的第一方，小孩子不吃饭，我们最常想到的就是小建中汤。小孩子吃了小建中汤，脾胃阴虚的问题被解决之后，他看到米饭，看到谷类，就很想吃，于是厌食这个问题就可以解决。

如果小孩子除了口干，津液不足，还伴有精神不佳，体力差，脸色苍白，这叫脾胃气虚，我们在小建中汤基础上加黄芪，叫黄芪建中汤。这也是让小孩子胃口能够起来的一个很重要的方子。

如果脾胃本身失去动力，就是这孩子常常胃部有闷胀感，没有胃口，我们用黄芪建中汤加一点保和丸。保和丸是消食积用的，当食物吃到肚子里面不消化，我们就会加点保和丸。家里准备点保和丸是很有帮助的。

以上三个情形就中医的证型来说分别是"脾胃阴虚、脾胃气虚、脾失健运"，我们先不管这些中医专有名词，我们只要知道大概有哪些症状，会用什么药就可以。

你可以看到这三个方子都跟小建中汤有关，所以说小建中汤是一个基础。

另外一种特殊的情况是小孩子体内有寄生虫，从而导致厌食（现在这个时代，也许寄生虫少一点）。小孩子体内有寄生虫怎么办？我们又要怎么知道他有没有寄生虫？

要知道有没有寄生虫有两个方法，第一个，我们可以把小孩的下嘴唇掀开来，如果有白白的点，就是有寄生虫；第二个方法是从小孩的眼睛去看，如果眼白的部分有蓝色的点，就是有寄生虫。

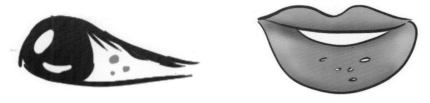

对有寄生虫的，我们用乌梅丸。对于这种因为有寄生虫而吃不下饭的小孩子，乌梅丸是很好用的，对于寄生虫有很好的清理作用。这是在《伤寒杂病论》里的一个打虫的古方。

以上是小孩子不吃饭时的常用方剂。

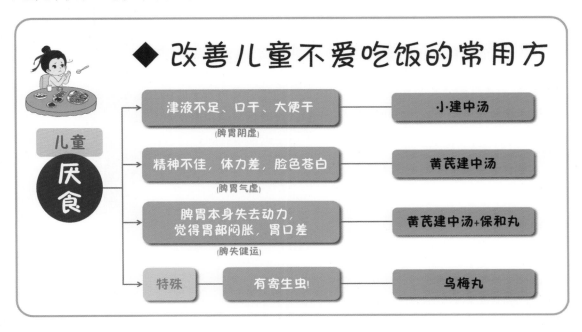

◆ 改善儿童不爱吃饭的常用方

儿童 厌食

津液不足、口干、大便干 (脾胃阴虚) → 小建中汤

精神不佳，体力差，脸色苍白 (脾胃气虚) → 黄芪建中汤

脾胃本身失去动力，觉得胃部闷胀，胃口差 (脾失健运) → 黄芪建中汤+保和丸

特殊 — 有寄生虫！ → 乌梅丸

★ 儿童不爱吃饭的居家厨房用药

第一，西红柿汁略加一点点盐。事实上，现在市售的西红柿汁，已经有盐在里面。如果自己新鲜打的西红柿汁，那就另外加点盐进去。每次喝 30 ～ 100mL，30mL 其实就一点点，不过就一般的马克杯的 1/5 而已，所以不用一下子喝太多，喝一点就好。它可以健脾开胃，生津止渴，孩子的胃口就会好。

第二，乌梅、山楂、陈皮（或者新鲜橘子皮）煮水。乌梅、山楂、陈皮（或者新鲜橘子皮）都有开脾健胃的作用，把它们稍微煮开，里面的精油和其他成分会进到我们煮开的水里面，然后加点蜂蜜或饴糖更好。饴糖就是麦芽糖，小建中汤里面就有饴糖，因为麦芽糖是谷物做的，它会刺激我们的胃气，让我们能够更想吃饭，所以饴糖是很好的健脾胃的药。这样把它做成好喝的饮料，你试试看，自己觉得好喝，小孩子也会觉得好喝。喝这些有点酸酸的食材，就会增进食欲。事实上，现在有些市售酸梅汤的成分，就是把这几个加在一起，用陈皮、山楂、乌梅去煮，喝起来很好喝。

不过对于饭前饮品，适量即可，不要喝太多，否则会影响我们正常吃饭。

以上就是我们常用的居家厨房用药，遇到小孩子吃不下饭时可以试试看。

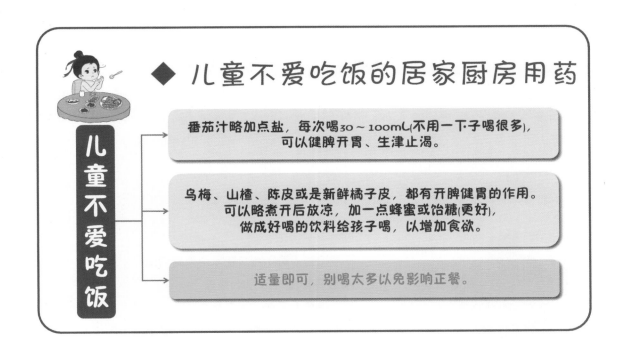

儿童不爱吃饭

◆ 儿童不爱吃饭的居家厨房用药

番茄汁略加点盐，每次喝30～100mL(不用一下子喝很多)，可以健脾开胃、生津止渴。

乌梅、山楂、陈皮或是新鲜橘子皮，都有开脾健胃的作用。可以略煮开后放凉，加一点蜂蜜或饴糖(更好)，做成好喝的饮料给孩子喝，以增加食欲。

适量即可，别喝太多以免影响正餐。

★ 儿童不爱吃饭的外治法

在外治法部分，可以用按推来增加食欲，还是要用到我们的小儿华佗夹脊穴按推法。在我们前面几篇文章都有讲过，但是如果小孩已经不吃饭了，就要特别加强第十一和第十二胸椎，大约是在背部中间。也不用一节一节去算，大概就在肚脐的正后面，再往上一点的位置就可以，反正我们整个都会按，只是这段可以特别加强一下。这样去按推它，小孩子的食欲比较容易起来。

我们可以在小孩子的背后这样按按，配合前面说的喝点咸的汤，或者其他的一些食材，就可以把食欲提起来。当然还可以用药，配合小建中汤、黄芪建中汤，效果也会好一点。而且当小孩子胃口好了，他的免疫力也会提高，精神强化，身体健康，所以这个是很重要的。小孩子要好好吃饭，这样发育才会好。

最后再强调一下，如果是肠胃部分的问题，无论是腹痛、腹胀，或是小孩子不吃饭，在小儿华佗夹脊穴按推法中，我们要加强的都是第十一胸椎、十二胸椎。对于十一胸椎、十二胸椎的位置其实也不用算得太精细，大概在背的中间这一段。肚脐的后面那个地方大概是第二腰椎和第四腰椎之间，从那个地方再往上一些就是第十一胸椎、十二胸椎，也就是我们的脾俞和胃俞旁边。

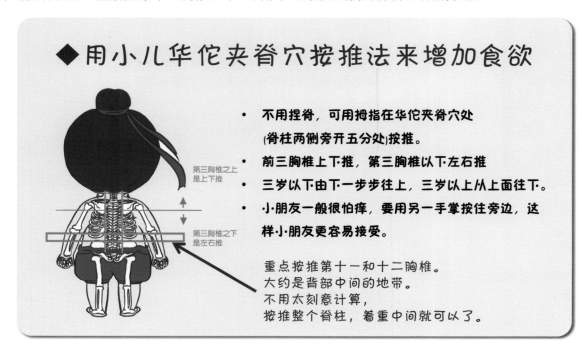

◆用小儿华佗夹脊穴按推法来增加食欲

第三胸椎之上是上下推

第三胸椎之下是左右推

- 不用捏脊，可用拇指在华佗夹脊穴处（脊柱两侧旁开五分处）按推。
- 前三胸椎上下推，第三胸椎以下左右推。
- 三岁以下由下一步步往上，三岁以上从上面往下。
- 小朋友一般很怕痒，要用另一手掌按住旁边，这样小朋友更容易接受。

重点按推第十一和十二胸椎。
大约是背部中间的地带。
不用太刻意计算，
按推整个脊柱，着重中间就可以了。

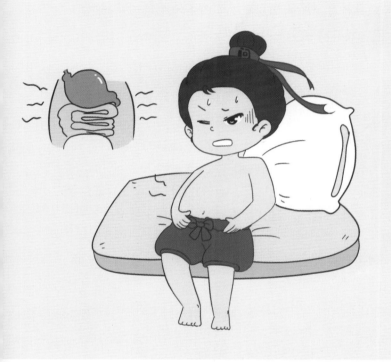

09

儿童饮食问题
腹痛胀气

小孩子肚子痛时，最常伴有的症状是胀气，就是肚子胀，所以腹痛和胀气我们放在一起讲。小孩子腹痛、胀气，其实是很容易被知道的，一定要把它解决，孩子才有办法好好吃饭。在临床上我们常常看到很多家长都说孩子经常在喊肚子痛，很多家长遇到这个问题就有点慌乱而不知所措，其实我们只要学习一些在日常生活中用来对治腹痛腹胀的方法，有时候就可以大事化小，小事化无。

　　接下来，我们就来看看关于儿童腹痛、胀气的基本观念。

★ 儿童腹痛胀气时家长须知

　　我们要先判断小孩子有没有胀气，当然比较大一点的孩子，你问他肚子有没有胀胀的，他会告诉你，可是再小一点的孩子，像一两岁的小婴儿，他不会讲，不舒服时只会哭闹，这时候怎么办？你让他躺平以后，拍一拍肚子，像在拍鼓一样，同时仔细听听，究竟是实声还是咚咚咚有空鼓回音的感觉。如果听起来像鼓的声音，表示有共鸣，也就是肚子里面真的有气。这技巧不难，多拍几次就会。有胀气时，它的声音听起来就是"咚咚咚"，像打鼓一样。

　　当然这个技巧是当这孩子不会讲的时候用的，孩子如果大一点，三四岁以上，他可以告诉你他的肚子胀胀的时候，你直接用问就可以。

　　如果孩子肚子胀气且吃不下饭，就用前面"儿童饮食问题——不爱吃饭"那篇文章中讲过的那招，喝一点咸咸的温水。咸咸的温水就是汤，可以刺激肠胃蠕动，所以喝一点会有帮助。因此，家长要是很会煮汤，煮好喝的汤，那就很好，孩子一喝汤，盐一来，肠胃蠕动加快，他的胀气就被排出。

　　上面讲的是只有胀气时的办法，如果有腹痛，甚至痛得受不了的程度，我们会用外治法。这外治法真好用，我们在后面会跟大家介绍。

★ 儿童腹痛胀气的中医常用方剂

　　当小孩子肚子痛，其实你只要问他哪边痛，看到他疼痛的位置，大概就可以找到相对的方剂。治肚子痛的方剂很多，我们必须根据疼痛位置的不同把它们区分开来。

　　如果是肚脐附近在痛，我们用的是小建中汤。小建中汤是治腹痛的一个很好用的方剂，我们前面讲过儿童不吃饭也是用小建中汤。

　　如果疼痛位置再上去一点，在中脘，也就是胸骨柄和肚脐的中间这一段在痛，我们用平胃散。

　　如果疼痛位置是更高一点的，接近胸骨柄，也就是我们中医叫"鸠尾"的这个地方，我们用香砂六君子汤。

　　当然再上去就已经到胸膈了，到胸膈的话，就不算腹痛了，可是我们也顺便提一下，对于这个位置痛的情况，我们用小柴胡汤。当小孩子觉得这边有点胀，就可以先用小柴胡汤，因为胸胁苦满是柴胡剂的适应证。

　　最主要的是我们把腹痛分三个部分，比较偏肚脐、偏下的用小建中汤，中间用平胃散，再上面一点用香砂六君子汤，这就是我们治疗小儿腹痛、胀气的常用方。

◆ 改善儿童胀气和腹痛的常用方

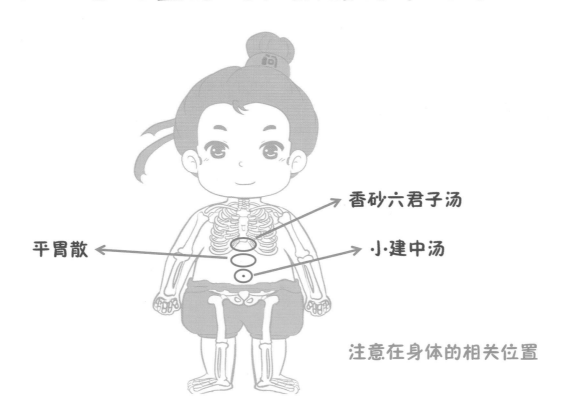

平胃散

香砂六君子汤

小·建中汤

注意在身体的相关位置

★ 儿童腹痛胀气的居家厨房用药

如果小儿腹痛，并且手足冷、脸色差，我们用红糖姜汤，这是一个基础方。然后我们再看他是不是有胀气，有胀气的话，我们可以加上几个不同的食材，木瓜、白萝卜、生姜、香蕉。木瓜或香蕉可以直接给他吃一点；白萝卜的汁可以跟红糖姜汤放在一起饮用；生姜在红糖姜汤里面就有。这几个食材是对胀气有帮助的，而且都是厨房里面常有的食物。

◆ 儿童腹痛胀气的居家厨房用药

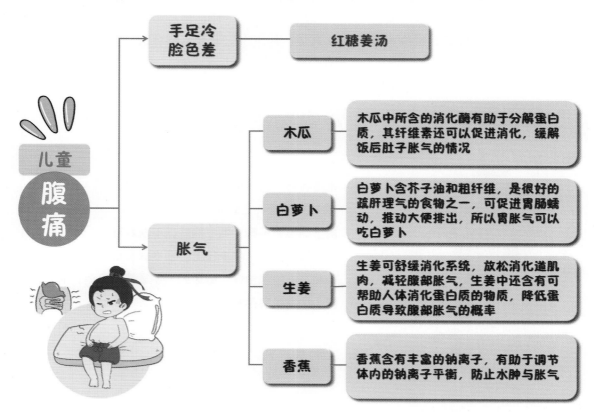

手足冷脸色差 → 红糖姜汤

儿童 腹痛

胀气

木瓜：木瓜中所含的消化酶有助于分解蛋白质，其纤维素还可以促进消化，缓解饭后肚子胀气的情况

白萝卜：白萝卜含芥子油和粗纤维，是很好的疏肝理气的食物之一，可促进胃肠蠕动，推动大便排出，所以胃胀气可以吃白萝卜

生姜：生姜可舒缓消化系统，放松消化道肌肉，减轻腹部胀气，生姜中还含有可帮助人体消化蛋白质的物质，降低蛋白质导致腹部胀气的概率

香蕉：香蕉含有丰富的钠离子，有助于调节体内的钠离子平衡，防止水肿与胀气

★ 儿童腹痛胀气的外治法

无论肚子痛也好，胀气也好，最好的外治法还是我们前面讲的华佗夹脊穴按推法。操作方法在前面已经讲过好几次，我们是用拇指在华佗夹脊穴做按推，三岁以上，从上往下做；三岁以下，从下往上做。针对腹痛、胀气需要加强的重点跟治疗儿童不吃饭时一样，都是第十一胸椎、十二胸椎，大概就是背部的中央，在肚脐正后面再往上一点就是，其实华佗夹脊穴都会按到，只是中间一带多按几次。

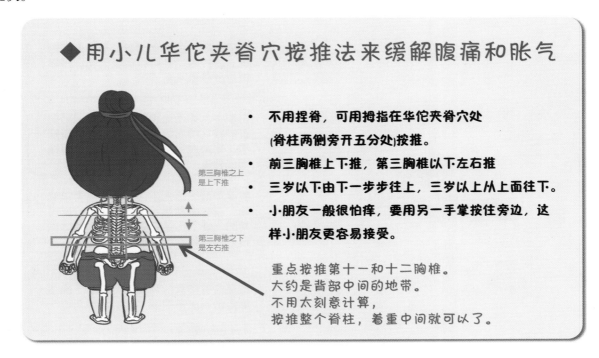

◆ 用小儿华佗夹脊穴按推法来缓解腹痛和胀气

第三胸椎之上是上下推

第三胸椎之下是左右推

- 不用捏脊，可用拇指在华佗夹脊穴处 (脊柱两侧旁开五分处)按推。
- 前三胸椎上下推，第三胸椎以下左右推
- 三岁以下由下一步步往上，三岁以上从上面往下。
- 小朋友一般很怕痒，要用另一手掌按住旁边，这样小朋友更容易接受。

重点按推第十一和十二胸椎。
大约是背部中间的地带。
不用太刻意计算，
按推整个脊柱，着重中间就可以了。

我家孩子在以前还小的时候，常常会跟我讲："爸爸，肚子痛！"我就叫他趴在我腿上，开始帮他按华佗夹脊穴，很快见效，大概只按两次就可以见效，小孩子有时候会打个嗝或放个屁，有时候没有，但是不管有没有，他起来都会给我讲他好了，速度真的非常的快。

因为华佗夹脊穴一下子可以带动身体的整个经络，然后小孩子的气感又特别的强，所以效果就很好。小孩子胀气、腹痛很常见的，在我们用任何方药之前，都不妨先按按他的华佗夹脊穴，按完了以后也顺便把他的背搓热，通常他肚子痛就会好了。这一点非常好用，我教过很多家长，大家说这个最好用。如果做完这个还没有好，再来想办法用食疗。如果真有较大的问题，手法和食疗都没有治好，不妨找中医预约挂号网诊或门诊，我们有一整套方法可以帮助孩子解决这方面的问题。

最后，再强调一下，如果是肠胃部分的问题，无论是腹痛、腹胀，或者是孩子不吃饭，我们要加强的是第十一胸椎和十二胸椎，不过定位其实也不用那么精细，大概就是整个背部的中间这一段，或者找肚脐的正后方（大概在第二腰椎和第四腰椎之间），再往上一些，那就是我们要特别加强去按压的位置，也就是胃俞和脾俞的旁边。

10

儿童过敏问题
过敏性鼻炎

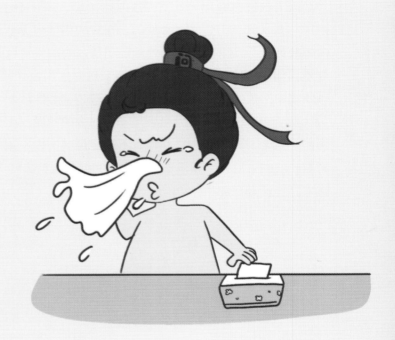

我们从这篇文章开始要讲的主题是过敏。关于过敏，小孩子常见的问题有两种，一个是过敏性鼻炎，一个是异位性皮肤炎，这两个都是过敏的问题。在这篇文章，我们先讲过敏性鼻炎，很多小孩子都有这个问题，我们就赶快来看看从中医角度可以怎么对治。

★ **儿童过敏性鼻炎的基本常识**

过敏性鼻炎主要是因为体质偏向两个方面，一个是寒，一个是湿，偏寒和偏湿就容易造成过敏性鼻炎。一般来说，过敏是来自于我们身上的免疫机制过度敏感，比方说，当你吃进身体的食物所含的异蛋白停留在身上，免疫机制觉得身体中有一些异物入侵，所以它就会去攻打。

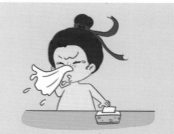

◆ 儿童过敏性鼻炎的
基本常识

● 儿童过敏性鼻炎多由于体质偏寒湿，
过敏是身体免疫机制的不当反应。

● 所以要治好过敏性鼻炎，就要祛湿祛寒。

很有趣的是，明明生长在同一个环境里面，有些人有过敏性鼻炎，有些人却没有。为什么？这是跟每个人的体质有关，有些人的体质又寒又湿，就容易有过敏，尤其是过敏性鼻炎。我在临床上这么多年看下来，这么多的小孩子，只要他有过敏性鼻炎，他的体质一般都偏寒偏湿，免疫机制经常产生不当反应，这时如果你能够让他的身体不再寒湿，他就不会有过敏的问题。要同时祛湿祛寒，这个就是我们要对治的方向。

接下来，我们就来看要怎样来做。首先，看方剂的部分。

★ 儿童过敏性鼻炎的中医常用方剂

如果鼻塞严重，我们用葛根汤，这是一个很好的治过敏性鼻炎的方。

如果鼻水流个不停，而且是清鼻水，清清的像水一样，并且伴随着其他感冒症状，我们用小青龙汤。如果流清鼻水，但没有其他感冒症状，我们用苓甘姜味辛夏仁汤。

如果鼻水、痰水不断涌出，尤其是在过敏季节（花粉季节）的时候，这时空气中花粉特别多，很多人擦鼻涕时面纸是整盒抱着的，一张接一张地用，这是湿重的表现，我们用胃苓汤，去调脾胃的湿。我们在前面也讲过，中医有一句话"肺为储痰之器，脾为生痰之源"，所以我们要用胃苓汤，其实就是五苓散加上平胃散。

如果有过敏性鼻炎，并且四肢冰冷，这个要注意，我们刚说过敏的体质多半是寒和湿，但这种四肢冰冷的小孩寒特别严重，用上述药物效果可能不好。对此我们会用四逆汤，把四肢冰冷解决的同时，他的过敏性鼻炎也会跟着改善。这要特别注意，所以大家不妨在这上面思考一下。

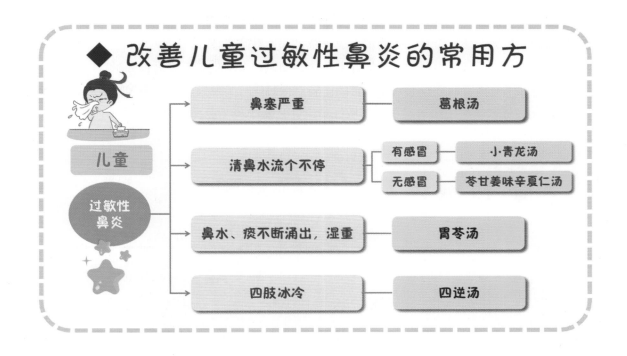

★ 儿童过敏性鼻炎的居家厨房用药

在居家厨房用药中，过敏性鼻炎的基础方仍是红糖姜汤。这个汤很好用，所以大家不要小看它，它能够让小孩子身体热起来。此外，姜还有一个功能，它可以去水。既可以去水，又可以让身体热起来，所以对于寒湿体质的人，红糖姜汤非常好。如果体质实在太寒的话，我们改用干姜，因为干姜比生姜热性更大，而且生姜入胃，暖脾胃，去脾胃的水；干姜入肺，暖肺，去肺的水。因此，由于过敏性鼻炎是鼻子问题，而肺开窍在鼻，所以如果能够去肺的水，让肺暖起来，他也会比较好受。可能有人不知道去哪里买干姜，在这教大家一个干姜的做法，其实很简单，就是把生姜切片，拿去晒干，就变成干姜（哈，就是这么简单）。

干姜的热力比较大，质比较轻，作用偏上，也就是作用在肺。

如果有鼻涕或痰，而且是白色的，我们加上葱白和胡椒。葱白就是葱靠近根部呈现白色的那一段，绿色那段不要。如果有鼻涕或痰，而且是黄色的，表示偏热，只加葱白就好，不加胡椒。

以上就是我们居家厨房用药如何对治过敏性鼻炎，它是小孩子鼻涕、鼻塞严重的时候非常好用的一个方法。

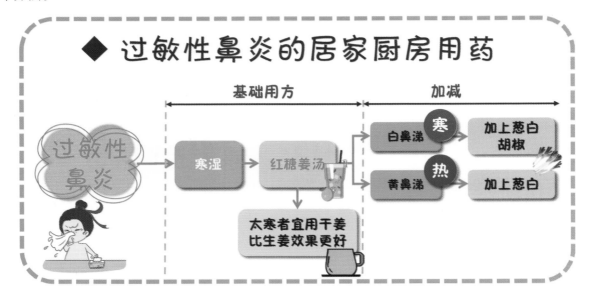

讲到这里，我们来提醒一下，过敏性鼻炎里面最令人痛苦的症状就是鼻塞！我们在前面第二篇文章里有讲过中医鼻塞速通法，大家可以复习一下。

以上就是有关过敏性鼻炎的理法方药了，如果你把这些居家能做的方法都做完了，效果还是不太理想，那就需要专业协助，欢迎找中医帮助你。

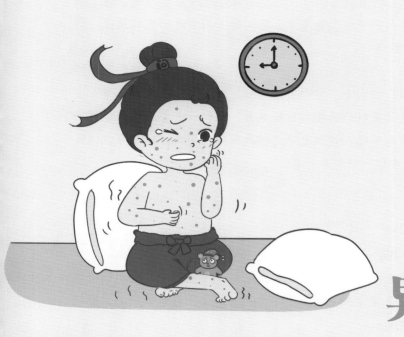

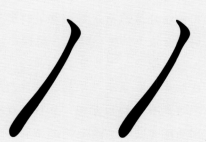

儿童过敏问题

异位性皮肤炎

常见的过敏问题有两个，上一章我们讲了过敏性鼻炎，这章我们要讲的也是很多小孩子会有的过敏问题，就是异位性皮肤炎。

对于异位性皮肤炎其实我讲起来特别有感觉，因为我家的女儿在小时候也是有这个问题。这个病又被叫作磨娘病，妈妈都被折磨得受不了，因为孩子晚上皮肤发痒，睡不着，而且是一直在哭闹，妈妈完全没办法安稳睡觉，精神都快要崩溃，实在很痛苦。

对于异位性皮肤炎的问题，中医可以帮上很大的忙，我家的孩子也是通过中医来解决她的异位性皮肤炎。如果小孩子的异位性皮肤炎不解决的话，长大之后它会变成气喘。很多人都知道这件事，有人可能会觉得很奇怪，异位性皮肤炎跟气喘有什么关联？其实以中医来看，这个一点都不令人惊讶，因为肺主皮毛，皮毛问题跟肺有关，所以最后变成气喘，说到底都是肺的问题。因此，对于异位性皮肤炎我们必须提早对治，那该怎样来做呢？我们在这一章就来看看。

★ 儿童异位性皮肤炎的中医常用方剂

在孩子有异位性皮肤炎的时候，对于相关方剂的使用我们要依身体的寒热区分成两个方面。

一个是身体偏寒，也就是头比手热。同时摸着小孩的头和手，头比较烫，手比较冷，表示他身体偏冷。一个是身体偏热，也就是手比头热。测起来偏寒的，基本上不会错，可是测起来偏热的，要注意一下，观察他的其他身体表现是否真的都是热象。

如果身体是比较偏寒的，我们用麻黄加术汤，就是麻黄汤加上大量的白术。麻黄加术汤是我们常用的。如果身体是比较偏热的，主力方则是越婢加术汤。越婢加术汤里面有加石膏，可以清里热。这两个是我们最常用到的主力方。

当要加强效果的时候，在麻黄加术汤的基础上，我们会加上当归四逆汤，因为身体寒，当归四逆汤可以加强身体的局部小循环，我们手和脚的末端就会比较暖；在越婢加术汤基础上，我们会加上四物汤，因为四物汤可以补血，血够了以后，他的循环会变好。综上，在用麻黄加术汤和越婢加术汤分治寒热异位性皮肤炎的基础上，对于偏热的，我们用四物汤来加强；偏寒的，我们用当归四逆汤来加强。

另外，无论是偏寒偏热，要不要加强药效，必加的药是薏苡仁和蝉蜕（注意，蝉蜕不是蝉本身，只是蝉的壳）。我们用大量的薏苡仁，再加些蝉蜕，这是治异位性皮肤炎必加的。

以上就是我们中医院治疗小孩异位性皮肤炎最常用的一个用药组合，提供给大家稍微了解一下。

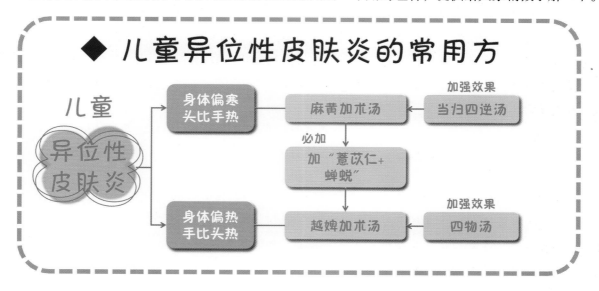

★ 儿童异位性皮肤炎的日常养护

小孩子的异位性皮肤炎在日常的养护很重要，以下就列了几个要特别注意的地方。

第一点，注意保湿。

因为异位性皮肤炎在皮肤干的时候更是让人难受，小孩会抓得特别厉害，所以如果能做好保湿，他会舒服一点。可是保湿常常有个问题，就是市售的乳液大多都油油的，小孩子不喜欢，就会试着把它抹掉。最好能选择刺激性小的乳液，尤其是较偏水性的，抹上去以后才不会觉得油油的，这样小孩子比较能够接受。大家可以去找找看，有些市售乳液是特别的温和，适合宝宝的。至于乳液要怎么抹呢？想到就抹。最好买一大罐，带在身上，家长有空就帮孩子抹上去，这样一直抹，便可以保持皮肤的湿度，孩子也会舒服。

第二点，少吃乳制品。

乳制品是主要的过敏原，然而现在很多小孩喜欢喝牛奶、酸奶等乳制品，这些都可能是过敏原，所以要尽量少吃。

第三点，少吃精制的糖。

精制糖，例如白砂糖，要少吃。事实上，过多吃糖会造成体内平衡破坏，使身体形成酸性的体质，酸性的体质便容易诱发异位性皮肤炎。所以在饮食方面，不只要少吃乳制品，也要少吃糖。

第四点，适度运用温敷法。

异位性皮肤炎会让人觉得很痒，而且又好发在我们关节的地方，如手肘、脚踝等。一般人都认为应该用冰块或冷敷袋去敷，那为什么我说用热敷？我在临床上跟很多家长一起奋斗，而我自己以前也是这样奋斗，我知道小孩在痒的时候，如果用冰敷，小孩子会觉得冰冰的很舒服，虽然一时会止痒，可是一旦冰敷拿掉以后，他会更痒。

为什么会这样呢？我们来看看异位性皮肤炎的机理，是异体蛋白在身上停留所致，如果人体出汗顺畅，或者循环好，异体蛋白很快就会被清除，不会导致过敏反应，可是如果它既没有办法随汗出来，也没有办法经由血液循环带走的话，就会停留在体内"开始搞怪"，继而引发过敏反应。在这个时候，如果你用冰敷，虽然低温会减弱神经传导，所以会感觉不那么痒，但同时会造成微血管收缩，局部循环变差，于是异体蛋白更排不掉，拿掉冰敷后，过敏反应更严重，反而更难过。

　　用温敷听起来很奇怪，很多家长不相信，可是只要用了以后，就会发现它很好用。因为温敷以后，血管扩充，通过血液循环就能把异体蛋白带走，免疫反应就会变弱，痒就会缓解，所以温敷其实是一个很好的方式。注意是"温"敷，不是"热"敷，不要用很烫的，要温暖舒适的，让局部血液循环加强，排除过敏原，就不会再痒了。

　　另外有一点我要特别补充一下，除了刚刚说的少吃乳制品，少吃精制糖之外，也要少吃面食。因为小麦麸质也是很容易引起异位性皮肤炎的过敏原，所以对于小麦食品，包括面食、蛋糕、披萨等，都要少吃一点，甚至最好不要吃，尤其当异位性皮肤炎很严重的时候，以米来替代面食会比较好。

　　以上就是小儿异位性皮肤炎的对治方法。如果大家有需要可以找专业中医师来协助。在我们深圳问止中医的公众号上面，有很多医案，也有关于异位性皮肤炎的医案，大家有兴趣的话，也可以去看一看我们跟家长一起来对治异位性皮肤炎的实际案例。

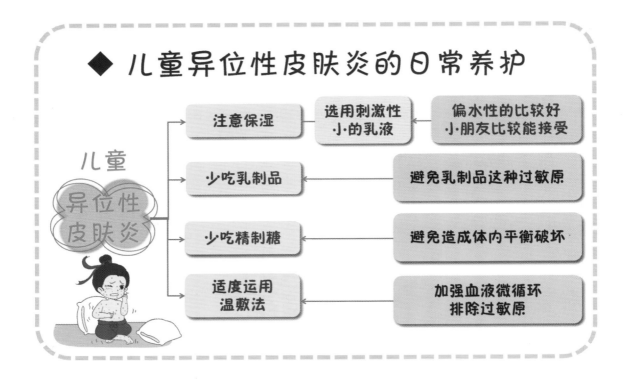

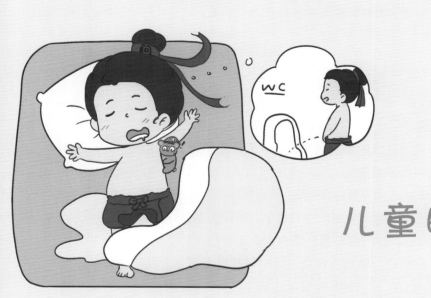

12

儿童睡眠相关问题

夜尿

说到小孩子夜尿，其实很小的孩子晚上是不会起来上厕所的，所以夜尿的意思一般就是他尿床了，这是个令人困扰的问题，因为有些孩子已经都十一二岁还在尿床，甚至天天尿床的孩子也是有的，把家长都快搞疯了。这怎么办呢？可以用中医的方法来对治，效果不错。小孩子大概过了三四岁，家长就应该让他养成不再尿床的习惯，这章我们就跟大家来探讨这个主题。

★ 儿童夜尿的中医常用方剂

如果小孩子夜尿只是偶尔有的、轻微的，而不是动不动就夜尿，我们用的简单基础方是缩泉丸。缩泉丸总共只有三味药，分别是乌药、益智仁和山药。轻微的夜尿用缩泉丸，那严重的呢？

如果是经常性的、严重的夜尿，家长真的是洗床单洗到哭的，我们用十味地黄丸。六味地黄丸加两味（肉桂、炮附子）变八味地黄丸，又叫桂附地黄丸，又叫金匮肾气丸；八味地黄丸再加两味（牛膝、车前子）变十味地黄丸，又叫牛车地黄丸，又叫济生肾气丸。

若是十味丸还不够力，我们再加上黄芪建中汤，来加强它的效果，虽说药名是"十味丸"，但我们一般用里面的药做汤剂，效果更快，若要再进一步加强效果，就再加上益智仁。

如果小孩子身体偏寒，头比较烫，手比较冷，容易有夜尿，这时候我们还要加上乌药和细辛。当我们加了益智仁、乌药，还有十味丸里面的山药，三味药合起来就是缩泉丸，所以此方也有缩泉丸的影子在里面。这是一个比较完整的方子，特别提供给大家参考。

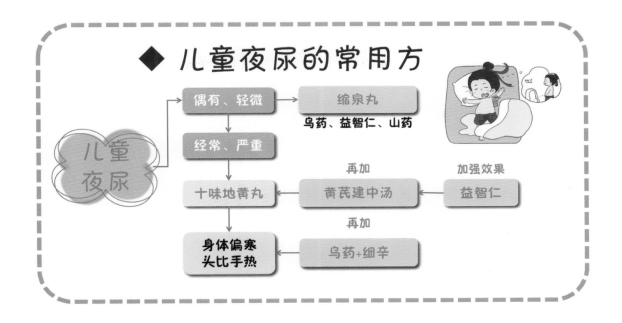

★ 儿童夜尿的外治法

1. 儿童夜尿外治法的重点是温敷气海、关元这两个穴位。

什么叫温敷？温敷就是温度不要太高的外敷法，太热小孩子会烫伤，或者会觉得很不舒服，所以要温暖舒适为宜，以小孩子能够接受为度。现在我们可以用热敷袋取代艾灸，以前一讲到热敷就是艾灸，但艾灸会烧得全屋都是烟，令人很难过，现在我们不需要这样，有热敷袋可以用，有灌热水的、插电的，以及利用微波炉加热一下就可以使用的，这些都是现代人才有的利器，很方便，不需要艾灸。

温敷一天一至二次，每次约三十分钟。温敷的位置是三个穴位，气海、关元和命门。气海和关元都在肚脐下方，命门则在肚脐正后方，身体的背面，所以正面和背面都要热敷。其实不需要知道这三个穴位的精确取穴方法，因为热敷袋一般都很大，放上去就盖得住这些穴位，所以不需要取穴那么精准，基本而言，正面就放在肚脐的下方，背面就放在肚脐的正后方，只要在这两个地方温敷，就能改善小孩子夜尿的问题。

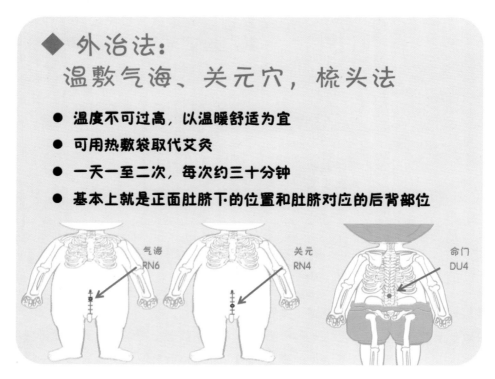

2. 梳头法。

除了温敷外，我们还有另外一招叫梳头法，就是用经络梳来好好梳头，这什么意思呢？我们都知道头上有现代针灸中常用的头针穴位，用头针可以治夜尿，可是要叫小孩子每天去扎头针，这也是不可能的。头针其实没有扎到头里面去，因为头盖骨很硬，用头针是不能刺穿的，其重点是刺激头皮上的皮质反射区，所以用按压的方式去刺激头针穴位，通常也有效。

　　各位想想，"一个礼拜扎一次头针"跟"每天都按压头上的穴位"，哪个比较强？往往后者更有效果。这就是为什么我们要梳头，可是我以前都是用手或棍子来按，都不是很舒服，后来终于找到这个**经络梳**。用它来作为我们梳头的工具，非常适合，能有效刺激穴位，而且它的前端都是光滑的圆珠状，不会刮伤头皮。

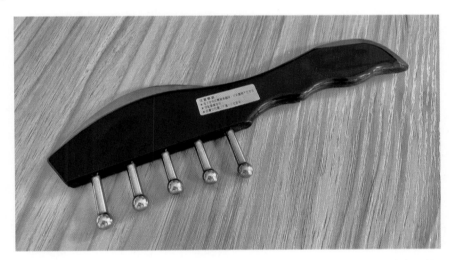

　　希望居家为孩子、长辈、自己做经络和穴位保健的朋友们，可以在问止中医旗下"大医小课"的公众号了解相关详情。

　　帮小孩子梳头时，你要以小孩子能接受的力度慢慢来，还有不要让孩子觉得是在做治疗，可以用玩游戏的方式进行，譬如家长也梳梳，小孩子也梳梳，看谁比较痛，就这样以游戏方式进行，让小孩子更能接受。其实大部分小孩子都能够接受的，毕竟这不是扎针，只是梳头。

　　整个头都可以梳，梳到痛点的地方可以加强，注意夜尿的治疗重点是梳额角，就是前发际线最外端的位置，这区域在中医的头针中，叫额旁三线。当我们梳到一个痛点，就在这个会痛的地方多梳几次，但是小心不要太大力，不要让小孩子痛得哭出来，只要让他感觉有一点痛，刺激一下，就会有帮助了。这个梳头法，对于我后面会讲到的一些其他问题也很适合，是一个非常好用的工具，大家先记住用好梳头法可以帮助儿童解决夜尿问题。

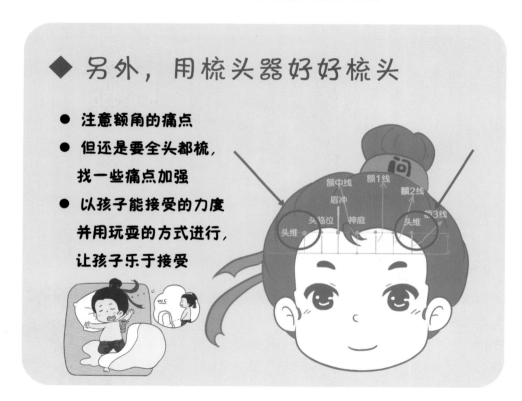

★ 儿童夜尿的食疗法

对于小孩子常常尿床，有一个我小时候常用的食疗法，在这也提供给大家，就是糯米（Sweet rice）加高粱酒和龙眼干煮制而成的米糕。

高粱酒不要加太多，一点高粱酒经过蒸煮，就能把酒精挥发掉，所以小孩子才不会醉倒。龙眼干就是桂圆肉。用这三样东西煮成米糕，就像煮饭那样，要加些许的糖也可以。常吃这种米糕，孩子的夜尿就会比较少。

如果以上方法都试过，仍然受夜尿困扰，这时就需要专业医师的协助！

附：气海、关元、命门精确定位法。

★ 气海

气海穴是任脉上的穴位，定位方式是先找到神阙（肚脐）以及耻骨联合（我们可以用手摸一下，确定耻骨的位置）。耻骨联合和神阙连线，上五分之三与下五分之二的交界处是关元。关元和神阙的正中间，也就是神阙下 1.5 寸，这个位置就是气海穴（因为每个人高矮不同，所以要用同身寸，如果这个人长得比较高大，他的同身寸就相应比较大）。

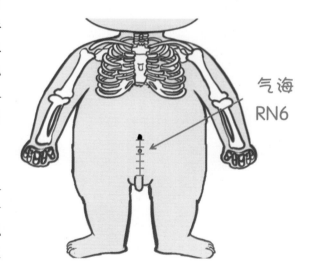

气海
RN6

★ 关元

要定位关元穴，我们得先找到神阙（肚脐）以及耻骨联合，它们两点之间的连线分成五等分，上五分之三与下五分之二的交界处就是关元的位置。一般说"神阙下三寸"，这个取法其实不太准，最好还是用五等分的方式来定位关元穴。

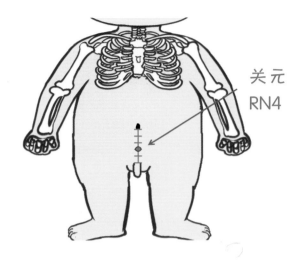

关元
RN4

★ 命门

命门在脊柱正中线上，第二腰椎棘突下凹陷处。

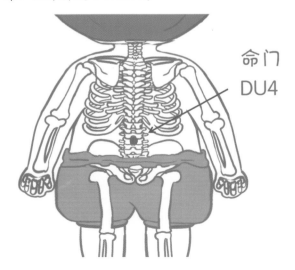

命门
DU4

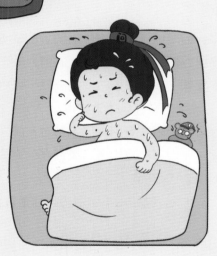

13

儿童睡眠相关问题

夜间盗汗

很多小孩子晚上睡觉流了一身汗，早上起来衣服都是湿的，甚至半夜就会因为衣服太湿而醒过来吵闹，这个现象就是小儿盗汗。

为什么盗汗？因为阴虚!小孩子很容易阴虚。盗汗其实不难治，关键在于改善阴虚的体质!对此，中医有很好的方法，家长都应该学习一下。

★ 儿童夜间盗汗的中医常用方剂

小儿盗汗一般来说都是因为阴虚，小孩子的体质以阴虚为多，而阴虚就容易盗汗。阴虚的常见症状包括嘴唇红、舌头红、两颧红，以及晚上睡觉会流汗，最常用的方剂是六味地黄丸。有的六味地黄丸是可以用嚼的，味道还不错，甜甜的。让小孩在睡前吃十到十五颗（一般只要三岁以上就可以吃到15颗），大概吃一个星期，他的盗汗就会好转。六味地黄丸是小儿滋阴的良方，非常好用。

如果小儿不仅晚上盗汗，白天没事也流汗，中医的专有名词叫"自汗"。什么叫"没事也流汗"？就是说在没有运动，天气也没有特别热的情况下，也在流汗。此时我们用小建中汤。我们在前面谈论治疗"儿童不吃饭"和"儿童腹痛胀气"时都有用到小建中汤，而现在又用到了。

如果小孩子不但盗汗、自汗，并且白天还没什么精神、没什么力气，我们用小建中汤再加上黄芪，也就是黄芪建中汤。

总之，小建中汤和六味地黄丸拿来治疗儿童夜间盗汗，都是很好用、很常用，也很平和的。

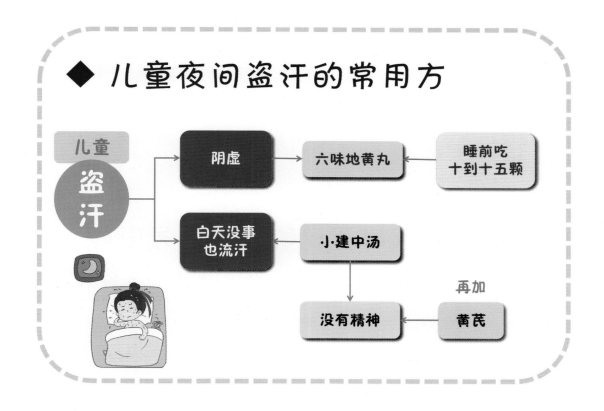

★ 儿童夜间盗汗的居家厨房用药

第一，龙眼人参汤。

这里说的人参最好用花旗参，高丽参、吉林参太热，用花旗参（西洋参）就可以。龙眼肉和人参的比例为 10∶1，一起煮水喝，可以改善儿童夜间盗汗。这个方看起来补血又补气，实际上，它是补血的方。我们说血虚严重就变成阴虚，所以我们先把血补起来，阴虚就会改善，是这样的思路。

第二，百合莲子汤。

注意，百合是用干的。平常炒百合是鲜百合，干百合在中药店就有卖。百合和莲子以 1：1 的比例一起煮，煮了以后当水喝，就变成一个茶饮。

第三，黄芪蜂蜜汤。

用一根根的黄芪去煮水，煮好以后加上一点点蜂蜜，甜甜的，孩子会很喜欢。蜂蜜也是一个滋阴的药，能补气滋阴。

这三个小方子都是在厨房里面就可以煮出来，能帮助改善小孩子盗汗的汤药。

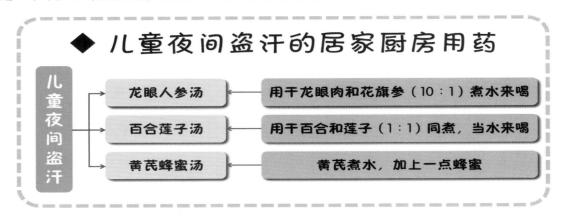

★ 儿童夜间盗汗的外用药

【中药爽身粉】

爽身粉大家都知道，但中药爽身粉可能就没听过吧？中药爽身粉是由麻黄根、硫黄粉、煅牡蛎（牡蛎的壳拿去烤过），这三种药材各 30 克，磨粉，另外再加上 100 克的糯米粉（糯米磨成粉），混合在一起，打成细粉。这个要打得很细很细，因为太粗会刮伤皮肤。把这个粉抹在孩子身上，可以治盗汗。不过，涂点爽身粉会让孩子舒服，但是最重要的还是内在的滋阴，外面抹爽身粉只可作为辅助，内外结合调理，效果往往不错。

　　以上就是我们针对儿童夜间盗汗问题的一些处理方法，一般来说居家就可以用简单方法改善。如果有需要，中医师可以帮助大家解决儿童夜间盗汗的问题。

14

儿童发育相关问题

长不高

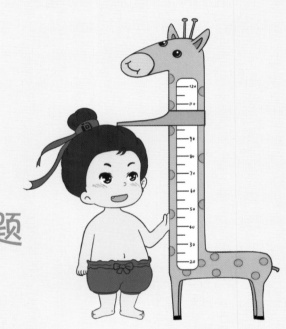

从这章开始我们有好几篇文章专讲发育的问题，第一个主题是如何帮助小儿长高。很多家长都很关心小孩子能不能长得足够高，都希望孩子长得比自己高。中医对帮助小孩子长高有很多可以帮上忙的地方，下面就跟大家分享。

★ 儿童长高的要点

小孩子想要长高，生活作息一定要正常，所以第一重要的习惯是早睡、多睡、自然醒（要注意不是早睡、早起）。

现在很多孩子还不到十岁，晚上就习惯跟着家长晚睡，这很不好。小孩子应该尽量早睡，9:30到10:00就应该去睡觉。这样才能在第二天早上睡到自然醒，所以早睡是最重要的，唯有早睡，才能多睡、自然醒。一个孩子要想长得高，就得睡得多。因为在睡觉的时候，全身放松，气血循环最好，是让小孩子长高最重要的时刻。

第二，加强足部的运动。经由肌肉的运动，会让 HGH（Human growth hormone，生长激素）的分泌强化，所以只要肌肉一直在运动，就会强化肌肉细胞的代谢更新，同时会促进生长激素的分泌。在生长激素的作用下，小孩子就会长得比较快、比较高。为什么是脚的运动最重要呢？因为脚部的神经、血管、穴位很多，通过运动刺激，可以进一步增强全身气血循环，令肌肉细胞的代谢更新效率最佳。

可以运动脚部的方式很多，例如跳绳、打篮球、打排球，都是很适合增高的运动。

最后要注意的是，长高是有一个年龄限制的，男生长高的好时机是 12 岁到 20 岁，女生长高的好时机是 11 岁到 18 岁。所以女生开始得早一点，结束也早。这段时间是黄金期，过了之后虽然还是可以长高，但却事倍功半，所以要尽量在这段时间内去努力。

接下来，我们就来看要长高该怎样做。

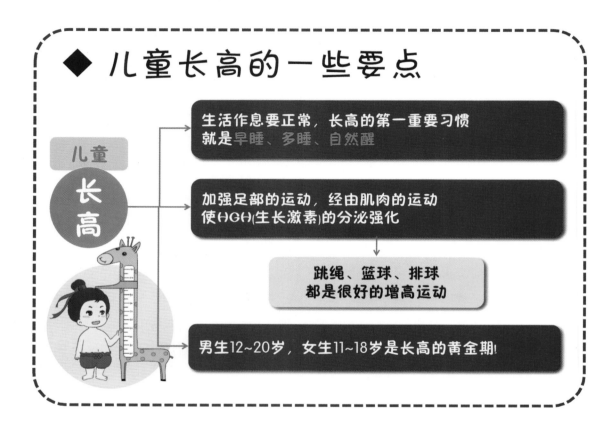

◆ 儿童长高的一些要点

儿童

长高

- 生活作息要正常，长高的第一重要习惯就是早睡、多睡、自然醒

- 加强足部的运动，经由肌肉的运动使HGH(生长激素)的分泌强化

  - 跳绳、篮球、排球都是很好的增高运动

- 男生12~20岁，女生11~18岁是长高的黄金期!

★ **帮助儿童长高的中医常用方剂**

市面上有很多不同的方剂可以帮助儿童长高，在这我就通通揭秘给大家，你们自己就可以去调配。帮助小儿长高的基本思路是：补肾强骨。

第一，补肾。

中医所说的肾气与西医所说的内分泌息息相关，从某种意义上说，补肾可以让与生长、生殖相关的内分泌得以强化。

第二，强骨。

肾气增强后，还要刺激机体转化为具体的骨骼组织才行，这样骨头才长得大，骨骺增加得快，小孩子就长得高。

方剂是以六味地黄丸为主要的架构。我们前面说过六味地黄丸是对小孩子非常好的一个药，它能强化身体的内分泌，所以用六味地黄丸作为基本方。

在六味地黄丸的基础上，还要适当变化，男女有别，男生重在行气，可加黄芪、花旗参；女生重在补血，可加芍药、川芎（四物汤的部分结构）。

要想促进骨组织生长，从而增加骨骼密度和质量，可用的中药有骨碎补、补骨脂、九层塔根（九层塔的根）。

另外，通常还会再加入一些调畅气机、行气活血和通行十二经络的药。

气机若能够通畅，孩子也比较容易长高，我们可用郁金和桔梗，以加强气机的畅通，强化代谢。在行气活血方面，我们一般用的是三七。

通行十二经络，我们一般会用到王不留行。

通过以上这些药的组合就可以帮助儿童长高，一般而言，帮助儿童长高的方剂结构大都是这样的。

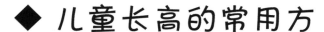

◆ 儿童长高的常用方

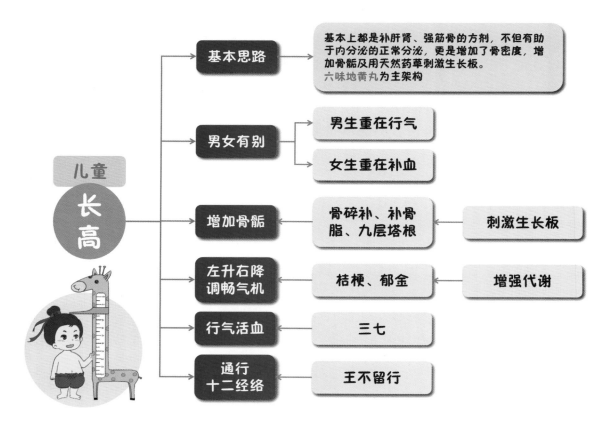

儿童长高

基本思路 → 基本上都是补肝肾、强筋骨的方剂，不但有助于内分泌的正常分泌，更是增加了骨密度，增加骨骺及用天然药草刺激生长板。
六味地黄丸为主架构

男女有别 → 男生重在行气
→ 女生重在补血

增加骨骺 ← 骨碎补、补骨脂、九层塔根 ← 刺激生长板

左升右降调畅气机 ← 桔梗、郁金 ← 增强代谢

行气活血 ← 三七

通行十二经络 ← 王不留行

★ 促进儿童长高的外治法

首先，要疏通经络。如果一个人的颈后和上背部这块区域被按压时会觉得很痛，表示他的经络在

这边不太通。这时候，就得找到压痛点，把它揉开。可是有时候你要这样去揉，第一，孩子觉得不舒服；第二，也没那么多时间去慢慢揉，这时我们可以用温敷来代替。

我们在前面说过，现在有各式各样的热敷袋可以使用，装热水的、微波加热的、插电的都有。主要温敷颈后和上背部这一块，尤其是上背部，在这位置有两个很重要的穴位，一个是身柱穴，在督脉上，第三胸椎棘突下；另一个是大杼穴，在第一胸椎棘突下的两侧各 1.5 寸（同身寸），这三个穴位形成一个倒三角形。我们主要就温敷这个区域，把它整个用热敷袋盖起来，这是长高的关键。

以前日本侵华时期，很多人原本以为日本人都应该长得矮矮的，可是后来发现日军其实不矮，怎么会呢？仔细一看，才发现很多军人背后都有一块皮肤黑黑的，原来在他们很年轻的时候，大家都互相用艾灸，主要在身柱穴和大杼穴灸，就在背上灸出了一块黑黑的皮肤，可以促进生长。但我们在家里不一定要用艾灸，因为艾灸很麻烦，会用得到处都是烟，我们现在可以用热敷袋。

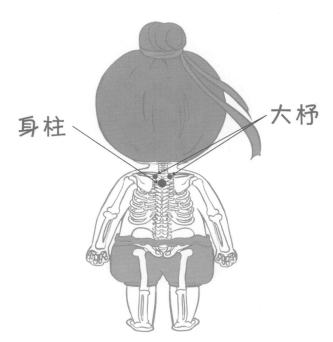

另外，还有一个重要的穴位在脚底，就是涌泉穴。刺激涌泉穴，人也容易长高。为了刺激涌泉，有些人会拿一根棍子去打脚板，其实不需要，只要做些跳绳、打篮球、打排球就可以，因为做这些会让人一直在跳的运动，当脚落地时，一般会用脚的前半部分着地，就会刺激到涌泉穴。

这些就是我们促进儿童长高的主要外治法。

涌泉穴的定位

脚趾部分不算，把脚底分成三等分，上段和中段的交界就是涌泉穴，刚好在人字纹合起来的位置。

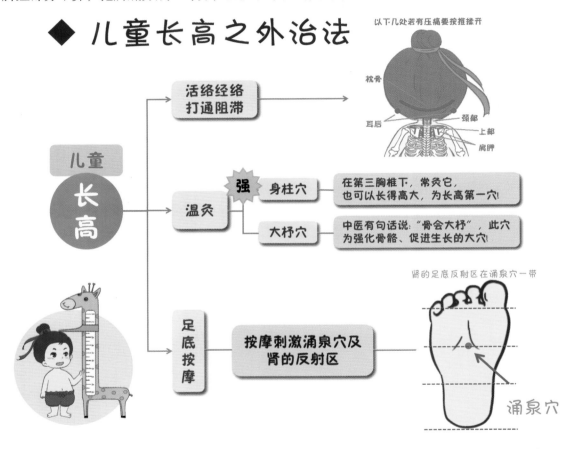

上述可以帮助儿童长高的方法，希望对大家有帮助，帮孩子长高，让孩子赢在起跑点上。

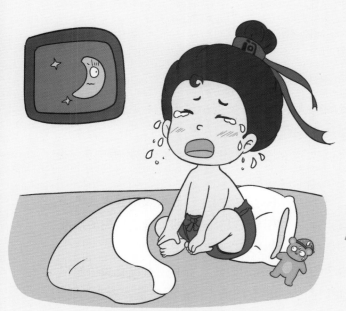

15

儿童发育相关问题

夜啼

儿童夜啼，也就是小孩子晚上哭闹，这是比较小的孩子常有的问题，因为他还不太能够表达自己的想法，只能通过哭闹来引起家长注意。避免小儿哭闹的关键在明白小儿的意思，其实很多时候小儿哭闹都是因为身体不舒服，我们这章就来探讨这个问题。

★ 儿童夜啼的中医常用方剂

通用方是甘麦大枣汤。

因为是要给小孩子吃的，所以太苦的药或味道很怪的药就不合适，反正小孩子吃不下去也没有用。像这个甘麦大枣汤，还有前面说过的小建中汤，它们都是香香甜甜的。

甘麦大枣汤组成很简单。甘草、红枣、小麦。（要特别注意的是不要用大麦，也不要用燕麦，一定要用小麦！）

甘麦大枣汤是中医传统用于安神定志的一个好方。当小孩子不舒服的时候，如果服用甘麦大枣汤，他会得到情绪上的安抚。而且小朋友大多是阴虚的体质，甘麦大枣汤可以补充小朋友身上缺失的水液，会让孩子感到相当舒服。所以甘麦大枣汤简单又好喝，是我们治疗小儿夜啼的通用方。

另外，容易在晚上哭泣的孩子，他的身体可能是偏冷的，此时我们要注意看看他有没有脸色发白、山根（鼻根）发青（对于山根发青我们会在下一篇文章探讨），如果有的话，就证明他是体质寒，我们可用小建中汤或芍药甘草汤。由于小建中汤里面其实已经包含了整个芍药甘草汤，所以用小建中汤就会很适合，同时小孩子也很喜欢，因为小建中汤甜甜的。

如果这个小孩子同时也发育不好，那就是比较长期的问题，甚至老是哭，这时候我们用的是十全大补汤，气血双补，让小孩子能发育得更好。当然这个不要长期吃，吃一下，有所改善就停。

以上是我们治疗小儿夜啼常用的几个方剂。

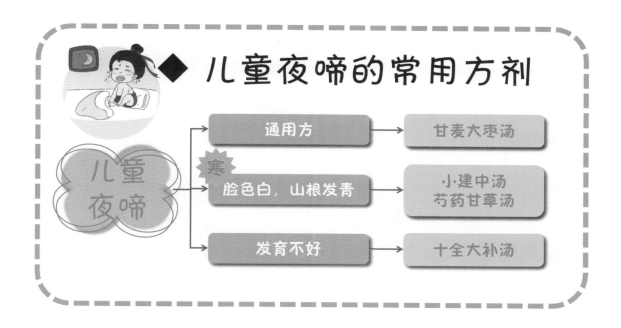

儿童夜啼的常用方剂

儿童夜啼 → 通用方 → 甘麦大枣汤

儿童夜啼 → 寒 脸色白，山根发青 → 小建中汤 芍药甘草汤

儿童夜啼 → 发育不好 → 十全大补汤

★ 儿童夜啼的居家厨房用药

治疗小儿夜啼的问题，除了用中医的方剂之外，家里也可以准备一些很简单的汤药以备不时之需，尤其是当小孩晚上一直做噩梦，爬起来一直哭的时候，我们有两个方可以用，一个是**百合红枣汤**，能够宁心安神，养阴补血。

干百合 50 克，红枣 10 颗。

上两味煮汤喝。

最好用干的百合，在市场上都可以买得到，或是中药铺也有（如果只有鲜百合也可以使用）。红枣在煮之前，最好先用刀切一切，因为没切开的红枣，它的皮是完整的，很不容易煮透，所以你切几刀以后，它里面的精华就容易煮出来。

除了百合和红枣，也可以加一小把龙眼肉。龙眼（桂圆）是一个补血的药，而且能够安神。这样就变成了**百合红枣加龙眼肉汤**，这是一个很好的方，蛮好喝的，小孩子也会喜欢，但另外一个方的味道就没有这么好了。

竹叶、灯心草、蝉蜕各6克，甘草3克。

上四味煮茶喝。

我个人比较喜欢的是百合红枣汤，因为它比较甜，小孩子会喜欢，这样效果往往会更好。

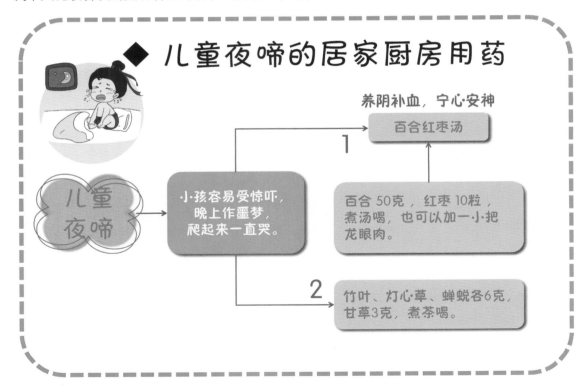

儿童夜啼的居家厨房用药

儿童夜啼 → 小孩容易受惊吓，晚上作噩梦，爬起来一直哭。

养阴补血，宁心安神

1 百合红枣汤

百合50克，红枣10粒，煮汤喝，也可以加一小把龙眼肉。

2 竹叶、灯心草、蝉蜕各6克，甘草3克，煮茶喝。

★ 儿童夜啼的外治法

我还要特别介绍一个小儿夜啼的外用药。因为小孩子晚上会哭，通常都是因为他的上半身热，下半身凉，到了晚上睡觉的时候，他就特别难受。这时，我们要把阳往下潜，内服汤剂一般可考虑桂枝加龙骨牡蛎汤、柴胡加龙骨牡蛎汤一类；还有一个外用法很好用，就是把吴茱萸打成细粉，加入酒，用一般的米酒或黄酒都可以，把它调一调，变成像泥一样，抹在涌泉穴上面，然后贴上一个胶布。这样可以把上浮的阳气沉下来，温暖下半身，小儿上下寒热调和，就不容易出现夜啼的现象。

看看，对治小儿夜啼，我们有外治法，有食疗法，还有方剂，为人父母者只要熟练掌握，就不会因为孩子的这点小病而彻夜无法休息。

★ 涌泉穴的定位

脚趾部分不算，把脚底分成三等分，上 1/3 和中 1/3 的交界中点就是涌泉穴，刚好在人字纹合起来的位置。

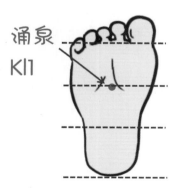

涌泉
KI1

16

儿童发育相关问题

山根发青

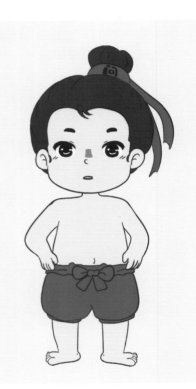

什么叫山根发青？就是在两眼之间的鼻梁这一带，看上去会有一点青色浮现出来，这个就是山根发青。发现小孩子有这个问题的时候，大家就要稍微注意一下，为什么呢？本来小孩子是纯阳之体，应该是身体较热，而山根发青说明他体内有寒，这样的小孩子发育往往不好，所以我们要想办法克服这个问题，帮助小孩茁壮成长。

★ 儿童山根发青的中医常用方剂

通用方是甘麦大枣汤，跟上一章治疗小儿夜啼的通用方一样。

如果局部循环不好，我们会用当归芍药散。什么叫局部循环不好？当小孩子感到发冷时，你去摸他的手背和手指，会发现他手背和手指的温度差别很大，那就是局部循环不好。依据山根发青的位置，我们有时候还可以分得更精细一点。

如果刚好在两目之间发青，我们会用到桂枝加龙骨牡蛎汤。

如果发青的位置比两目之间略低一些，我们会用到柴胡加龙骨牡蛎汤。

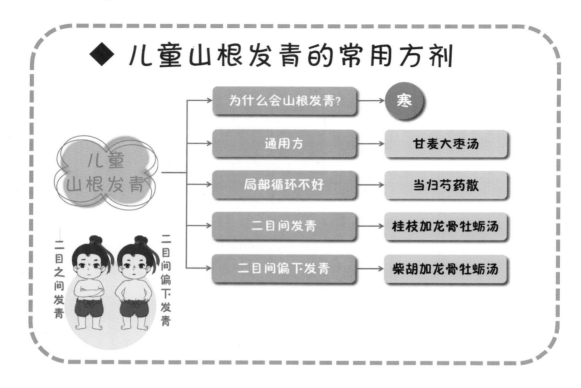

★ 儿童山根发青的居家厨房用药

既然山根发青是体寒的表现，那就应该多吃可以改善体寒的食材。

各种坚果，如核桃、腰果、杏仁，都可以让孩子身体暖起来。因为身体寒的孩子，必须补充适当的营养，坚果类就很合适。坚果都是植物的种子，富含了令植物发芽成长的营养和生命力，多吃对身体很有帮助！

除了坚果类，还有红枣也很好。前面说的甘麦大枣汤就有红枣在里面，直接喝甘麦大枣汤就行了。

红枣能温暖脾胃、增强脾胃消化功能，脾胃强，孩子的营养吸收就好，身体慢慢就会暖起来。

　　另外，孩子如果发育得不好，山根发青，身材偏瘦小，脸色白，也可能是他体内的激素合成有问题，这主要是原料不足所导致。人体内激素合成的原料主要是胆固醇和卵磷脂。好的胆固醇来源其实是像椰子油、猪油这种在室温下会变成固体的油类。我常常倡导大家适当服用含有饱和脂肪酸较多的一类油，就是因为它们是胆固醇很好的来源。有人以为小孩子不能食用胆固醇，这是错的，胆固醇是身体必需的东西，所以我们要有足够的胆固醇摄入。另一个原料是卵磷脂，我们可以从鸡蛋摄取。当你煮一颗水煮蛋，把蛋白剥开后，在蛋黄和蛋白之间有一层薄薄的、灰蓝色的部分，那个就是卵磷脂。如果你不吃蛋，只吃素，可以食用通过大豆提炼的大豆卵磷脂。吃蛋的方式不一定是水煮，用椰子油煎蛋，淋点酱油，也是一个好方法。

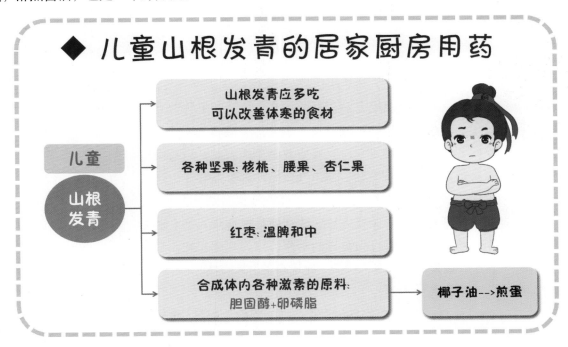

◆ 儿童山根发青的居家厨房用药

儿童 山根发青
- 山根发青应多吃可以改善体寒的食材
- 各种坚果：核桃、腰果、杏仁果
- 红枣：温脾和中
- 合成体内各种激素的原料：胆固醇+卵磷脂 → 椰子油-->煎蛋

★ 儿童山根发青的外治法

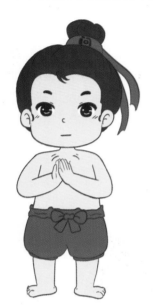

我们有三个方法让孩子身体变热，叫三大热身法，家长们可以带着孩子一起做，对孩子的身体、家长自己，以及亲子关系方面都蛮好的。

三大热身法分别是手热法、体热法、脚热法。通过手热法把手暖起来，体热法把躯干暖起来，脚热法把脚暖起来。这三个热身法的具体操作如下：

第一，手热法。

手热法很简单，就是拍手。拍的时候，不要拍虚掌，要拍实掌，大力拍下去。家长们可以跟小朋友一起玩拍掌。因为手三阳经和手三阴经是在我们的手掌相交，所以通过拍手能振奋经络，身体就容易暖。

第二，体热法。

体热法是利用耳朵的全息律。如果你曾到过中医诊所，可能看过一个大耳朵模型，上面密密麻麻的都是穴位，对应着全身。因此，当我们揉

按拉捏自己的耳朵，就会刺激所有脏腑，体内气血循环都会好起来。这就是为什么可以利用耳朵来使我们的身体热起来。体热法又分成三个动作，拉耳、按耳、揉耳。拉耳就是把耳朵拉一拉，按耳就是把耳朵的每个地方捏一遍，揉耳是用手捂住耳朵，整个做搓搓的动作，揉到耳朵发红，身体也就会热起来了。这方法很简单，跟小孩子一起玩起来也算有趣。

第三，脚热法。

脚热法在操作时，需要先平躺在床上，把双脚分别向上向外举起来，

上半身躺着不动，脚在空中维持十秒再放下来。注意，脚放下来以后，人要静躺两分钟，这两分钟很重要。在这两分钟内，我们全身的气血循环，尤其是脚这部分，会变得特别好，如此一来，脚就很容易暖起来。

手热法、体热法、脚热法，这三个方法交互使用，可让孩子身体变温暖，这是很好用的外治法。

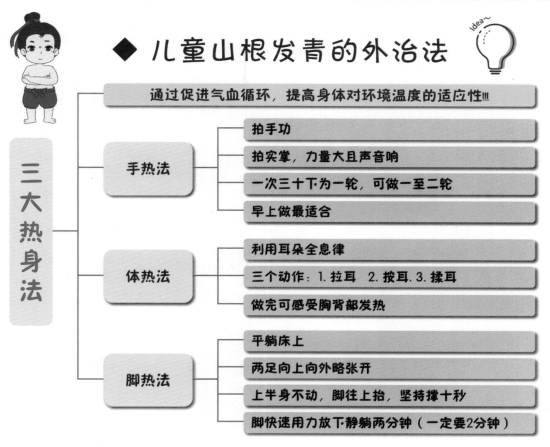

◆ 儿童山根发青的外治法 Idea~

三大热身法

通过促进气血循环，提高身体对环境温度的适应性Ⅲ

手热法
- 拍手功
- 拍实掌，力量大且声音响
- 一次三十下为一轮，可做一至二轮
- 早上做最适合

体热法
- 利用耳朵全息律
- 三个动作：1. 拉耳 2. 按耳 3. 揉耳
- 做完可感受胸背部发热

脚热法
- 平躺床上
- 两足向上向外略张开
- 上半身不动，脚往上抬，坚持撑十秒
- 脚快速用力放下·静躺两分钟（一定要2分钟）

说到底，山根发青其实不是一个症状，而是一个指标，告诉我们孩子的身体可能比较冷了，这时我们就可以用些食材或外治法来帮助他变暖。

★ 脚热法的分段图解

步骤一：
躺到床上。

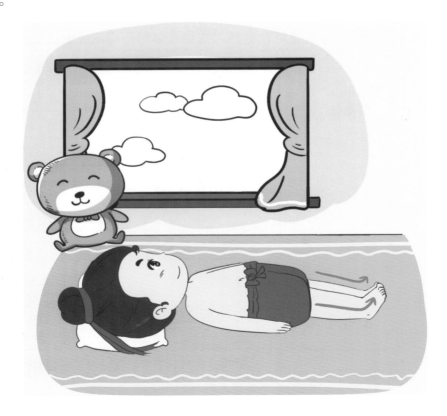

步骤二：

两脚与肩同宽，把脚趾尽量朝外指，让整个脚有绷起来的感觉。

步骤三：

把脚抬高，在空中维持十秒。

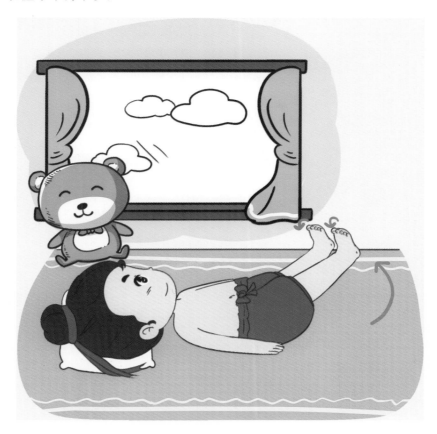

步骤四：

十秒后，迅速把脚放下来。

步骤五：

不要起身！静躺两分钟，这时身上的血液会往脚冲过去，使脚暖起来（如果脚还是不够暖，整套动作再做一次）。

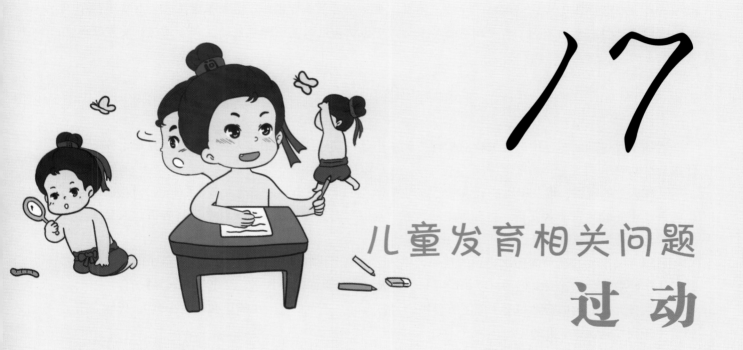

17

儿童发育相关问题

过动

在现代，小儿过动（也叫小儿多动症）这个问题相当多，很多家长都跟我说他们的孩子被学校老师建议去看专科医师，后来医师说是过动，即注意力不足过动症（英语：*attention deficit hyperactivity disorder*，缩写为ADHD），所以孩子才会坐不住，当然学习效果就不好。这是很常见的，好多小孩子都有这问题。但这真的是一个精神疾病吗？未必，中医认为这只是脏腑机能的失调，通过一定方法是可以改善的。

★ 儿童过动的中医常用方剂

遇到小儿过动问题，中医要怎样对治呢？关于小儿过动的原因，很多人都在探讨，究竟小孩子为什么会过动呢？

从临床上的观察，以及中医的有效治疗方向来看，可以发现小儿过动绝大多数都是因为胃火旺盛。也就是说小儿的脾胃非常亢奋，呈现过动的状态，我们称之为胃火旺。胃火旺会消谷善饥，人会感觉肚子特别容易饿，胃口很好，同时比较烦躁。

通用方又是我们在前面屡次提到的甘麦大枣汤。这是个很有名的方子，家长在带孩子时，这个方真的是很好用的。用甘麦大枣汤可以稍微降一下胃火，因为里面的炙甘草、红枣都是入脾胃的。

如果胃火旺的情形特别严重，除了容易饿、胃口太好，还有口气大（嘴里有一股味道），我们会用到黄芪汤或甘露饮这一类药。

我们在临床上经常遇到这样的孩子，他们用了很多西药，但家长大多不满意，然而我们用中医这些药方，往往效果显著，孩子明显安静下来了。

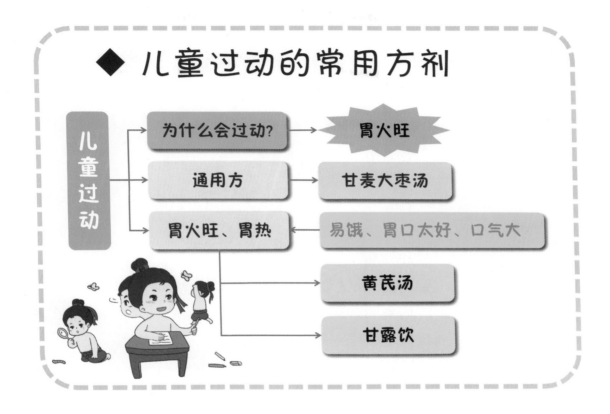

◆ 儿童过动的常用方剂

★ 儿童过动的食疗法

除了方剂之外，还有三个很好的食疗方：**竹叶麦冬茶、金银花茶、百合绿豆粥**，这三个食疗方都可以对治胃火旺的情况，里面都有一点滋阴养胃的药。

【竹叶麦冬茶】

竹叶麦冬茶是以新鲜竹叶和麦冬一起煮成的茶，可以加一点蜂蜜，味道还不错。

【金银花茶】

金银花茶是用干燥的金银花泡出来的茶，也可以加一点蜂蜜（蜂蜜本身就是一个滋阴养胃的东西）。

【百合绿豆粥】

百合绿豆粥是用绿豆和百合（干百合或新鲜百合皆可）一起煮 15 分钟后，加入大米，煮开后转小火，熬到变成粥状，适当加点冰糖下去，也是蛮好吃的。这里说的大米最好用粳米，这是一种比较短且呈椭圆形的大米，属于日常食物，那种细长的籼米效果就差一些。

以上三个都是我们推荐的食疗法，如果过动的孩子吃一点这种能够滋阴降胃火的食材，对他很有帮助，就会慢慢安静下来。

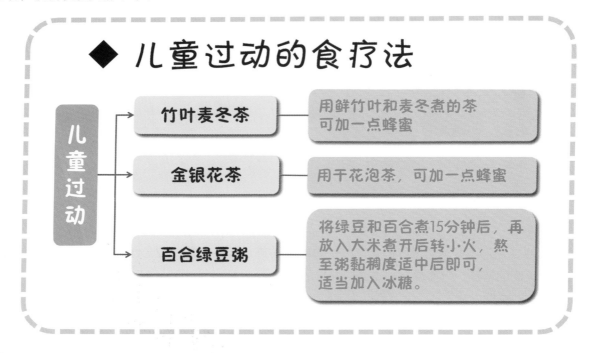

◆ 儿童过动的食疗法

儿童过动

竹叶麦冬茶 —— 用鲜竹叶和麦冬煮的茶 可加一点蜂蜜

金银花茶 —— 用干花泡茶，可加一点蜂蜜

百合绿豆粥 —— 将绿豆和百合煮15分钟后，再放入大米煮开后转小火，熬至粥黏稠度适中后即可，适当加入冰糖。

★ 儿童过动的外治法

【梳头】

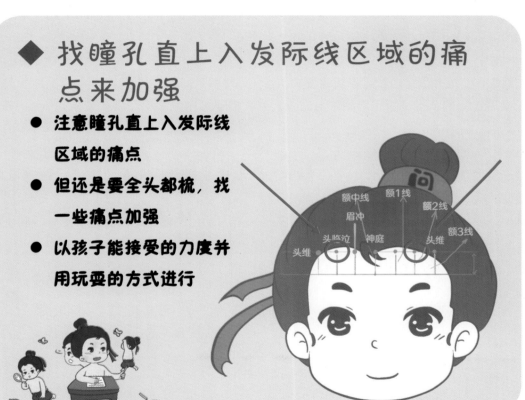

◆ 找瞳孔直上入发际线区域的痛点来加强

● 注意瞳孔直上入发际线区域的痛点

● 但还是要全头都梳，找一些痛点加强

● 以孩子能接受的力度并用玩耍的方式进行

额中线　额1线
眉冲　　　额2线
头临泣　神庭　　　　额3线
头维　　　　　　　头维

我们在前面说过，在我们头上有很多穴位，隶属于身体各反射区，通过头针刺激这些穴位和区域，可以调控相应脏腑和其他部分的功能。可是毕竟我们没有办法一天到晚都到诊所去扎头针，但梳头法不一样，我们可以天天做，它简单、方便、安全，在家就可以做，孩子也比较容易接受。所以我们要常常梳头，尤其是找到头上的痛点，去做加强刺激。

对治胃火旺需要首先找到头上的胃部反射区，大概在瞳孔直上到发际周围的位置，经常梳理这个区域就可清降胃火。不过我的想法还是最好整个头都梳，整个头去找痛点，看到底是哪些地方有问题。

梳的时候，不要轻轻滑过，要以削东西的方式，一节一节往前推，一点点在头上慢慢梳。一旦找到痛点，就在那多梳几下，这就是梳头的方法，还蛮好用的。

对于很多过动的孩子，除了服用中药之外，家长们还可以经常用经络梳帮他们梳头，配合调理，这对孩子是很有帮助的。

【运动】

多做能引发孩子兴趣的运动，消耗多余的精力。这样一方面能强健他的体魄，另一方面能够让他的精力适度消耗，孩子就会比较容易平静。

总结一下，平时多运动和梳头，对过动的孩子很有帮助，若胃火实在很旺，就喝一下甘麦大枣汤等前面提到过的其他汤药。

在我们深圳问止中医的公众号上面，也有关于治疗过动儿很详细的医案，大家有兴趣都可以上去看。

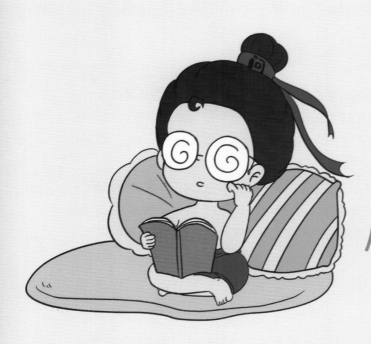

18

儿童发育相关问题

近视

近视是小孩子在发育的过程里面，常常会有的问题，尤其现在3C产品充斥着我们的生活，孩子在很小的年龄就开始接触，造成了更多近视的问题。对于近视的问题，除了戴眼镜之外，有别的办法吗？其实很多孩子是不需要马上戴眼镜的，中医有好方法能对治小儿近视问题，在这章就跟大家来分享。

★ 儿童近视的基本知识

首先，我们要讲一下关于小儿近视的一些基本知识。要改善小孩子近视，主要得让他胃口打开，因为近视与控制晶状体的眼部肌肉长期紧张有关，而"脾主肌肉"，就是说脾胃健康全身肌肉才能强健，控制眼球的肌肉也会强健，对晶状体的调控才能随意自如，这样就不容易出现近视的问题。所以说，从调理脾胃入手防治近视是一条捷径。

很多中医都说"肝开窍于目"，所以要用治肝的药来治疗近视，效果好不好呢？我们以前也试过用一些治肝的药去防治近视，但效果并不好。然而当我们调整他的脾胃，往往近视也会得到缓解。因此，我们在小儿预防近视，或已经有轻度近视而需治疗时，要重视的是对肠胃的调整，这是一个很重要的知识。

具体怎么做，首先我们来看常用的方剂。

★ 儿童近视的中医常用方剂

通用方是胃苓汤，就是平胃散加上五苓散，前面刚讲过，要调整脾胃以强化我们的肌肉，这就是中医"脾主肌肉"的观念，尤其是对于400度以下的假性近视，是很有可能改善的。

当小儿近视在400度以下时，只是晶状体比较紧张，但还可逆，还是可以治的。我们用五苓散加苓桂术甘汤，或者胃苓汤加苓桂术甘汤即可。

如果是长期用眼过度，眼部很疲劳导致的近视，且后颈部发紧，我们用葛根汤加五苓散。很多有近视的孩子，你去按他的后颈这一带，他都会跟你讲好痛，因为这里往往很紧张，有很多痛点，对于这种情形用葛根汤加五苓散就很适合。

另外，如果是月经已至又近视的女生，这时候要注意，还要同时补血，因为她刚开始有月事，一下子失血，身体还没适应。我们用四物汤加五苓散，一边补血一边去水。

对这几种不同的近视，用中医的方法都有不错的效果，很多假性近视的小孩子若治疗得法是不用戴眼镜的。所以大家不要一开始就放弃，应该先用中医的方法来调一下。切记心法是"调脾胃"。

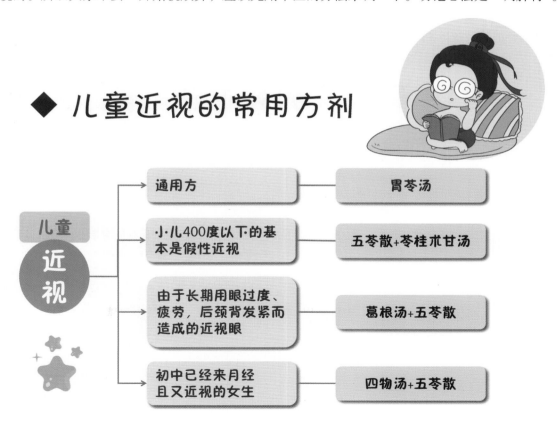

◆ 儿童近视的常用方剂

儿童
近视

- 通用方 —— 胃苓汤
- 小儿400度以下的基本是假性近视 —— 五苓散+苓桂术甘汤
- 由于长期用眼过度、疲劳，后颈背发紧而造成的近视眼 —— 葛根汤+五苓散
- 初中已经来月经且又近视的女生 —— 四物汤+五苓散

★ 儿童近视的外治法

外治法的第一个动作是转眼球，很简单，眼睛闭起来（睁着眼睛转也可以），顺时针转 25 下，再逆时针转 25 下。这样转完眼球之后，会觉得后脑勺、颈后有点发酸，这样效果就会很好。

然后，按摩后颈的肌肉。前面讲过，有些近视的孩子，你去按他的后颈，好多地方都很紧张、很痛，所以通过按摩他颈后的肌肉可以反向调节眼部，直到他后颈部的酸痛感消失，眼睛就会变得非常舒服。

以上就是消除近视的外治法。

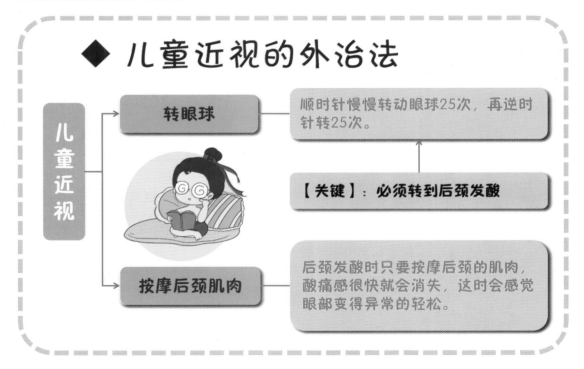

对于后颈部的按摩，我们还有一个好方法就是用经络梳，在后颈上的痛点多揉几下，把它揉开来，这时候孩子就会觉得眼睛好舒服。

【附：散光】

除了近视之外，快速发育中的孩子还有另外一个常见眼部问题——散光。

散光又叫乱视，来自不好的生活习惯——揉眼睛。若小孩子没事就在那揉眼睛，会造成晶状体的表面出现变异，而形成散光。但是，小孩子会揉眼睛通常都是因为眼睛痒，这怎么办？下面就教大家一个眼睛痒的处理方法。当小孩子老说眼睛痒，可是并没有什么异物在眼睛里面，这时候我们可以准备一点竹叶、桑叶、菊花，一起煮水，然后用热气来熏眼睛。注意，不要太烫，以温暖舒适为宜！用这个方法，眼睛湿润后，小孩子会流点眼泪，没多久就会很舒服，自然就不再揉眼睛了。

另外一个防治散光的好办法是按摩泪腺。具体位置在眼眶的稍微外上方，大概在太阳穴往前一点。经常按摩此处对眼睛很有好处，也可以用经络梳来梳，找到有痛点的地方，把它梳开，梳到眼睛慢慢流出些许泪水，就会变得湿润。眼球长期保持润泽，晶状体就不易磨损，也就不容易造成散光。

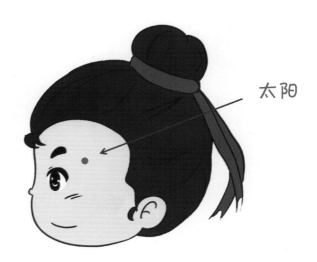

太阳

◆ 儿童散光防治

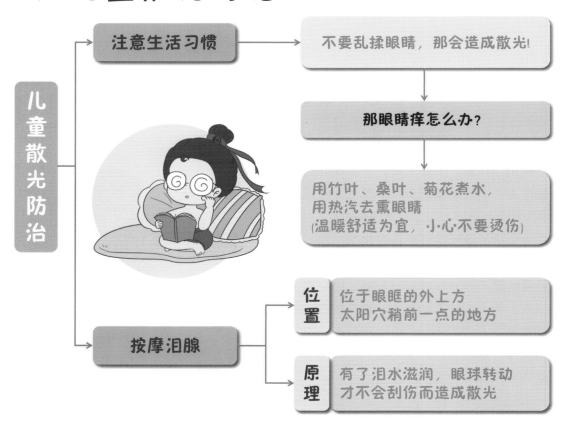

儿童散光防治

注意生活习惯 → 不要乱揉眼睛，那会造成散光！

那眼睛痒怎么办？

用竹叶、桑叶、菊花煮水，
用热汽去熏眼睛
（温暖舒适为宜，小心不要烫伤）

按摩泪腺

位置：位于眼眶的外上方
太阳穴稍前一点的地方

原理：有了泪水滋润，眼球转动
才不会刮伤而造成散光

总之，防治散光有两个重点。第一，不要乱揉眼睛；第二，眼睛要长保润泽。

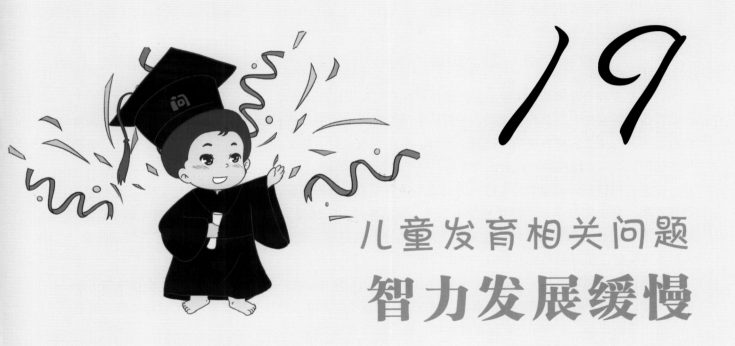

19

儿童发育相关问题

智力发展缓慢

　　小孩的智力发展对很多家长来说是最重视的，智力发展缓慢会对小孩的学习造成很大困扰，在育儿过程中，采取一些措施，帮助孩子益智健体，对他整个人生都有重大意义。中医在这方面有一些独到心得，下面就跟大家分享。

★ 关于儿童智力发展的基本知识

　　促进儿童智力发展的方法很多，关键在于补肾气和保持充分睡眠。

　　什么叫补肾气？从某种意义说，中医的肾气和西医的内分泌有相似之处，补肾气就是在强化各种内分泌的质与量，这样孩子的身体就会更好，头脑也会更好。除了补肾气以外，还要活泼气机，增强气血循环，这样大脑的供氧就会比较充分，这个孩子就会耳聪目明。

　　此外，保持充分的睡眠是发展智力的重要生活习惯，睡得越好，这个孩子往往越聪明。关于这一点很有趣，有很多孩子，小时候成绩不怎样，就是睡得早，睡得多，没有熬夜，可是到了初中以后，你会发现他的成绩忽然从后面快速追赶上来。为什么会这样？就是因为他小时候保持了充足的睡眠，大脑发育良好，学习起来事半功倍，所以后发先至。

　　所以，我们提出小孩要"早睡、多睡、自然醒"，注意，不是"早起"，是自然醒，小孩睡饱了就会自然醒，所以早睡是关键。我们希望直到青春期的孩子们都能够这样，晚上 10 点前就要睡着，这是一个很重要的步骤。保持充分、深度的睡眠，是大脑发育的关键。

★ 促进儿童智力发展的中医常用方剂

　　在传统中医的智慧里面，针对儿童智力发展有很多办法。有的孩子开窍得慢，同年龄的人都已经能够独立思考，他却还是懵懵懂懂的，像个小小孩似的，对这种情况，古代有调元散，可以让孩子的智力发展更好更快。

另外还有增强记忆力的方剂。尤其是当孩子到了初中或高中，需要背很多东西时，增强记忆力非常重要。古代有一个方叫孔圣枕中丸，孔圣就是指孔子、孔夫子，因为读书人都遵从孔夫子，所以用孔夫子的名字作为此方的名称，希望能让服用者耳聪目明，头脑好。

前面我们说过，要帮助儿童智力发展，中医的重点是补肾，而为小孩子补肾的主要方剂就是六味地黄丸，相信大家都很熟。这个药是宋代儿科大家钱乙先生特别为了促进小孩子的发育而设计的，源于医圣张仲景的八味地黄丸（肾气丸），但去掉肉桂、炮附子，只留下地黄、山药、山茱萸、泽泻、茯苓、牡丹皮这六味药，所以叫六味地黄丸。这是一个让小孩子茁壮成长，促进智力发育非常好的药。

以上几个就是促进小孩子智力发展的好方剂。

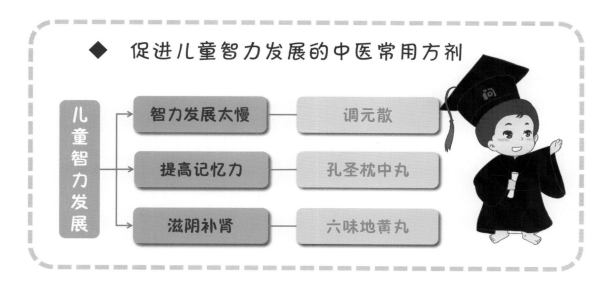

◆ 促进儿童智力发展的中医常用方剂

儿童智力发展 → 智力发展太慢 — 调元散

提高记忆力 — 孔圣枕中丸

滋阴补肾 — 六味地黄丸

★ 促进儿童智力发展的日常方法

对于促进儿童智力发展，除了补肾、助眠、中药辅助之外，在日常生活中有些小技巧也要注意。

第一，多吃坚果，尤其是核桃。

多吃坚果，尤其是核桃，核桃是补脑的好食物，依中医"以形补形"的思维，核桃的外观看起来就像一个脑的样子，所以它是一个补脑的好食物。

第二，多吃黑芝麻。

除了中药，在日常食物中，补肾效果最好的是黑芝麻。古时候有很多道长，身上都背个葫芦，没事就从葫芦中倒出两颗丸剂，嚼一嚼，吞下去。一般人都想知道他们的葫芦里面是什么神丹妙药，其实那就是黑芝麻丸，经过九蒸九晒炮制而成。因为黑芝麻补肾效果很好，所以对小孩子的智力发展有很大帮助。

第三，用经络梳来梳头。

对于这个经络梳，我可是找了很久才找到这么适合的工具，最开始我是用一个牛角棒在梳，但由于牛角棒和头的接触点只有一个点，这样梳头要梳很久，后来有了这经络梳，一次就可以梳一整个平面，梳起来很快，而且它是圆头的，不会刮伤头皮，实在很好用。梳头其实是一个非常简单方便而有效的益智方法，小孩子如果常常梳头，他的头脑会变得很清明，所以我建议大家可以多用梳头的方法，再配合上面说的多吃黑芝麻、核桃和其他坚果，就能帮助孩子的智力得到很大发展。

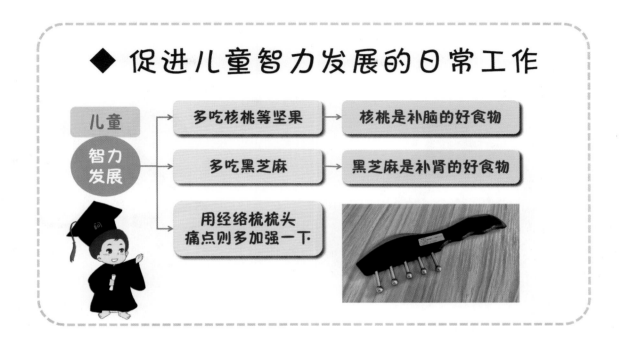

◆ 促进儿童智力发展的日常工作

- 儿童智力发展
  - 多吃核桃等坚果 → 核桃是补脑的好食物
  - 多吃黑芝麻 → 黑芝麻是补肾的好食物
  - 用经络梳梳头 痛点则多加强一下

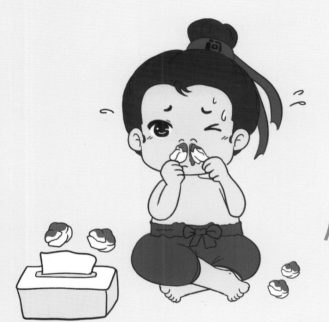

20

儿童其他相关问题
常流鼻血

相比大人，小孩子更容易流鼻血，如果偶尔流一下也就算了，但老是流鼻血就不太好，这在孩子们的成长过程中很普遍，下面我们就来看看常流鼻血是怎样的问题，具体怎么处理。

★ 儿童常流鼻血的基本知识

其实流鼻血只要不是非常频繁，不见得是坏事。小孩子流鼻血在 14 岁以前属于常见现象！流鼻血在古代叫衄症，因为小孩子的体温调节能力比较差，我们一开始在讲发烧的时候就讲过人体的体温调节中枢在下丘脑，因为小孩子的身体还没发育成熟，所以他的体温调节能力稍微差一点，就容易发高烧，当身体温度过高的时候，有些孩子的鼻黏膜就会破损，然后让血液流出来，身体温度就降下来，这是人体的一种自救本能。

很多家长或许都曾有过经验，常流鼻血的孩子，在他们一旦要开始发烧的时候，就会流鼻血，然后体温就降下来。所以流鼻血这个现象很多时候是正常的，能流鼻血，表示孩子身体比较强壮且自我调节能力也较强。

当然，小孩子常流鼻血，也是因为小孩子多是阴虚体质。阴虚表示"实体的物质比较少"，比如血液、津液等不足，阴虚常常会导致阳气偏盛，从而发热，进一步就会有"热迫血行"的现象。这时体内大量血热要宣泄，往往就通过脆弱的鼻黏膜而泄，于是造成流鼻血的现象。

流鼻血看起来可怕，令有些家长很紧张，尤其常流鼻血的孩子是令家长很困扰的。虽然有时候这是一个正常的反应，但是如果流鼻血太多、太频繁，还是需要适当治疗。

★ 儿童常流鼻血的中医常用方剂

要改善儿童常流鼻血的问题，我们最常用的方剂是归脾汤。这个方是用来调整小孩体质的，减缓流鼻血的程度。

如果孩子内热严重，老是口干口渴，并且觉得身体发热、很难受的时候，我们用清燥救肺汤治疗。

当然，没必要看到小孩一流鼻血就用中药治疗，毕竟凡事皆有尺度，矫枉过正也不合适。

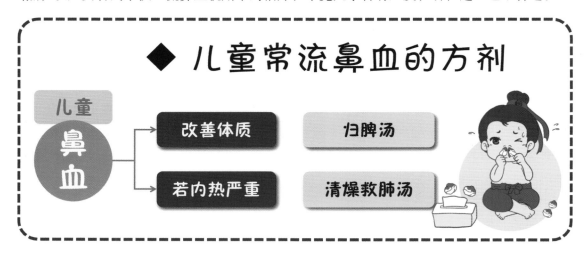

★ 儿童常流鼻血的饮食调理

多吃一些能缓解燥热的食物可以防治流鼻血，因为小孩子鼻黏膜薄弱，身体偏阴虚，体内津液相对不足，易生内热。缓解燥热常用的食物包括：

枇杷：在天气燥热的时候，枇杷就开始结果了，其性善解燥热。

水梨：水梨很有水分，滋阴解热，阴虚发热的孩子吃点水梨对身体非常好。有时候身边没有药，人却在发热，很燥渴，吃点水梨，马上就能改善。

无花果：无花果可能南方会多一点。它和枇杷、水梨一样都是解燥热的食物，平时容易流鼻血的小孩子，吃一点是不错的。

另外，少吃煎炸和辛辣的食物，这两种都会让人容易流鼻血。小孩子对于辛辣食物一般吃得不多，但煎炸的食物吃得就蛮多，所以在饮食上要做好调整。

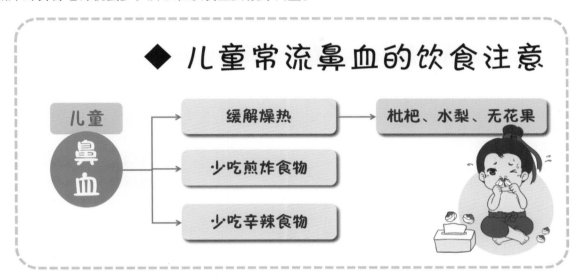

★ 儿童常流鼻血的外治法

流鼻血的外治法很有意思，可以在中魁穴上绑个橡皮筋，或是按压孔最穴和迎香穴。

绑皮筋这一招我觉得很好，本来应该是在中魁穴上扎一针，可是小孩子往往不愿意，我们就用橡皮筋把它绑起来，让中魁穴受到一点压迫，鼻血立止，效果很好。

至于孔最、迎香两个穴位，也是不用扎针，只要同时按这两个穴位，对止鼻血效果都不错。

除了外治、饮食、用方之外，如果需要专业协助，大家不妨找找中医师。

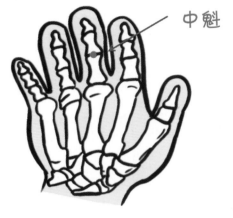

中魁

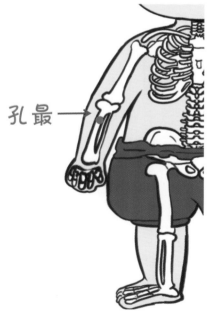

孔最

❤ 中魁穴上绑橡皮筋

中魁穴在中指的第一指节，手背面，不用精确定位，用橡皮筋把中指的第一指节绑紧即可，两只手都做，做完以后，很快鼻血就止住了。等到鼻血一止，立刻把橡皮筋拿掉，注意不要绑太久，否则影响血液循环。

❤ 孔最穴

孔最是肺经上的大穴，位置在手腕横纹跟手肘横纹的中间这一段，这段距离是 12 寸（按同身寸计算），而孔最穴是在下 7 上 5 的位置。平常按上去有点酸麻痛的，那个就是孔最穴的位置。

❤ 迎香穴

迎香穴的定位是在我们的鼻翼旁边，大概 0.5 寸（同身寸）的位置，左右各有一穴。如果扎针，要从迎香穴入针，然后一路往上推，推到快到睛明穴之前（也有人称这个地方为上迎香），可以同时扎左右两边。当然，家长们不用给孩子扎针，用手指按揉此处，对防止流鼻血同样有效。

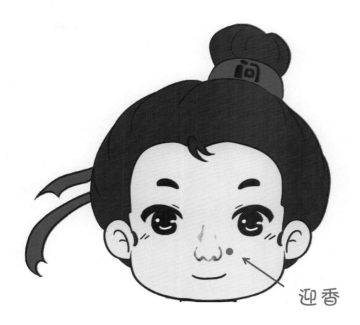

迎香

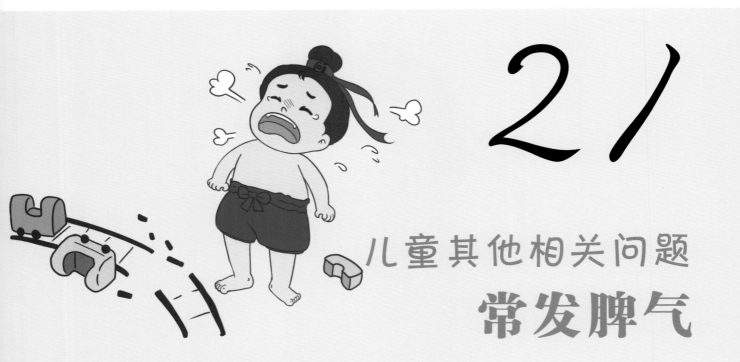

21

儿童其他相关问题

常发脾气

孩子常发脾气往往令家长们觉得头疼，不知道如何教育他们，其实，有时候是生理问题造成孩子容易发脾气的。中医有几招，可以让孩子身心调和，脾气变好，对脾气暴躁的孩子特别有用，大家学一学对育儿是很有帮助的。

★ 儿童常发脾气的基本知识

因为小孩子往往都是阴虚体质，津液、血液相对不足，中医说"阴虚发热，阳虚生寒"，小孩子阴虚就容易发热，脾气大主要就是这个原因。阴虚有几个特点，例如嘴唇发红、舌头发红、两颧发红、晚上盗汗、手心发热，对这样的孩子要注意，他爱生气可能是由于身体阴虚导致的，仅靠加强教育是不行的，关键是改善阴虚体质，脾气自然好转。

★ 儿童常发脾气的中医常用方剂

防治小孩子常发脾气的通用方剂是我们在前面屡次提到的甘麦大枣汤，这是安神定志的好方剂，又好喝又简单，对改善体质和脾气好转很有好处。

如果阴虚特别严重，身体容易发热，在前面说到的如嘴唇、舌头、两颧发红，夜间盗汗等阴虚特征很明显的，我们可以用沙参麦冬汤。这个汤也是很好喝的，在我们诊所里面，它排在好喝的方剂前三名。

若有人去过我们问止中医的诊所，就会看到外面经常放着一桶沙参麦冬汤，因为我们的诊所在深圳，天气热，大家经常一直流汗，容易有阴虚的现象，喝点沙参麦冬汤，又好喝，又滋阴，对身体很有好处的。

还有一种脾气特别大的小孩，简直可以用暴躁来形容，这往往是有便秘的问题。只有把便秘的问题解决，孩子的脾气才会缓下来。至于如何解决便秘问题，在前面介绍"便秘"那部分已经跟大家讲过了，可以回去细看，参考一下。

以上就是我们对治儿童常发脾气的常用方剂。

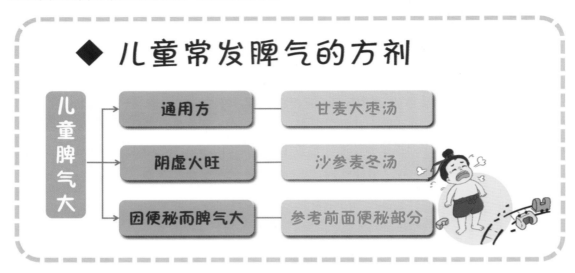

◆ 儿童常发脾气的方剂

儿童脾气大
- 通用方 —— 甘麦大枣汤
- 阴虚火旺 —— 沙参麦冬汤
- 因便秘而脾气大 —— 参考前面便秘部分

★ 儿童常发脾气的外治法

我们的经络梳又派上用场了，用经络梳给孩子梳头，主要是找头上哪个地方有痛点，不知道头上穴位的分布和皮质反射区的对应点，都没有关系，发现某个地方痛，就多梳几下。

除了梳头，还可以梳全身，尤其是梳脚。在脚底，从脚趾头的位置往脚跟的方向梳，接着再从脚跟往上梳整个小腿内侧。这个梳法其实就是顺着肾经走，梳一梳水液代谢会变好，身体会得到水的滋润。注意，方向是从脚底的脚趾往脚跟梳，然后从下面往上面梳。

家长们可以跟孩子用游戏的方式进行，孩子们也会喜欢，常常这样做，孩子的脾气就会比较好。

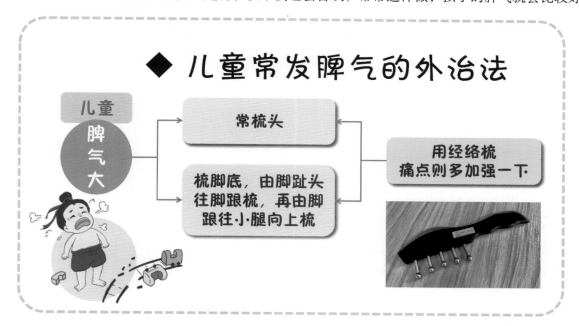

结　语

我们这本小书，共 21 个主题，21 个章节，也许没有办法包含所有我们在养儿育女上会遇到的问题，但是我们所选出的这些主题是经常会遇到的，希望能够帮助大家。日常居家用这些好方法来帮助我们的孩子，也许就可以避免之后很麻烦的就医过程。我常常觉得，现代人必须掌握一些能够保护家人身心健康的本事，毕竟现代社会的医疗成本是相当高的，而且没有任何医师比我们更了解我们的孩子，也没有任何医师能够比我们和孩子相处的时间更长、更亲密。如果在孩子们生病时，家长能够在第一时间找到很好的救助方法，将会大事化小、小事化了，为后续医疗争取时间，避免很多人间悲剧，在养儿育女的过程中，这是很重要的本事。

当然，如果家长对孩子的病情简单处理之后效果不理想，建议找专业医师解决，尤其是对于一些反反复复的疾病，找专业中医师针对每个孩子的个体差异进行治疗，可能效果更好。

希望大家在学习之后，对于养儿育女的知识有一点心得。如果有什么地方不记得，也可以常常拿来翻一翻，复习复习。最后祝大家的家庭平安美满，所有孩子健康快乐！